Study on the Reform
of China's
Health Care System

本书得到教育部人文社会科学重点研究基地重大项目"新型农村合作医疗制度研究"（批准号05JJD840009）和教育部哲学社会科学研究重大课题攻关项目"社会保障制度的完善与全面建设小康社会研究"（批准号03JZD0022）资助。

○ 张奇林 杨红燕 著

中国医疗保障制度改革研究——以美国为借鉴

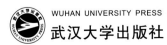
武汉大学出版社

图书在版编目(CIP)数据

中国医疗保障制度改革研究:以美国为借鉴/张奇林,杨红燕著.—武汉:武汉大学出版社,2007.10
ISBN 978-7-307-05868-2

Ⅰ.中… Ⅱ.①张… ②杨… Ⅲ.医疗保健制度—体制改革—研究—中国 Ⅳ.R197.1

中国版本图书馆 CIP 数据核字(2007)第 149379 号

责任编辑:沈建英 唐 伟　　责任校对:刘 欣　　版式设计:杜 枚

出版发行:武汉大学出版社　(430072　武昌　珞珈山)
　　　　　(电子邮件:wdp4@whu.edu.cn　网址:www.wdp.whu.edu.cn)
印刷:湖北省荆州市今印印务有限公司
开本:787×980　1/16　印张:16　字数:193 千字　插页:1
版次:2007 年 10 月第 1 版　　2007 年 10 月第 1 次印刷
ISBN 978-7-307-05868-2/R·122　　定价:19.00 元

版权所有,不得翻印;凡购我社的图书,如有缺页、倒页、脱页等质量问题,请与当地图书销售部门联系调换。

目 录

第一章 美国医疗保障制度及其启示 ………………………… 1
  第一节 美国医疗保障制度的现状与特点 ………………… 1
    一、美国医疗保障制度的现状 ……………………………… 1
    二、美国医疗保障制度的特点 ……………………………… 5
  第二节 美国医疗保障制度的改革与发展趋势 …………… 7
    一、美国医疗保障制度存在的问题 ………………………… 7
    二、美国医疗保障制度的改革与发展趋势 ………………… 8
  第三节 美国医疗保障制度的评价与启示 ………………… 12
    一、对美国医疗保障制度的评价 …………………………… 12
    二、美国医疗保障制度的启示 ……………………………… 13

第二章 形似而神不似：中美医疗保障制度比较 …………… 16
  第一节 中美医保模式的形似之处 ………………………… 16
    一、医疗保障体系残缺不全 ………………………………… 16
    二、医疗保障待遇不公平，层级化严重 …………………… 17
    三、费用高涨 ………………………………………………… 18
    四、市场化特征明显 ………………………………………… 19
    五、政府有限介入 …………………………………………… 20
  第二节 中美医保模式的本质差异 ………………………… 21

一、公平性问题 …………………………………………… 21
二、费用上涨的原因与费用控制 …………………………… 22
三、"看病难,看病贵"问题 ………………………………… 24
四、制度的稳定性与制度的逻辑 …………………………… 24
五、制度环境 ……………………………………………… 26

第三章 制度的逻辑:我国医疗保障制度的模式选择 ……… 28
第一节 我国医疗保障制度变迁的逻辑 ……………………… 28
一、何谓制度的逻辑 ……………………………………… 28
二、我国医疗保障制度变迁的逻辑 ………………………… 29
第二节 我国的制度环境与政策意义 ………………………… 31
一、制度的逻辑与制度环境 ………………………………… 31
二、政策意义 ……………………………………………… 34

第四章 医疗卫生费用的增长与控制
——基于国际比较的一项研究 ……………………… 38
第一节 医疗卫生费用的增长与评价 ………………………… 38
一、医疗卫生费用的增长状况 …………………………… 38
二、对医疗卫生费用增长的评价 ………………………… 41
第二节 医疗卫生费用增长的原因 …………………………… 44
一、医疗卫生费用增长的机制与模型 …………………… 44
二、推动费用上涨的因素分析 …………………………… 45
第三节 费用控制的理念与措施 ……………………………… 50
一、政府管制 ……………………………………………… 51
二、竞争和激励 …………………………………………… 55
第四节 费用控制的效果和影响 ……………………………… 62
一、费用控制的效果 ……………………………………… 62

二、费用控制的影响 ……………………………………… 66
　第五节　结论与启示 ………………………………………… 67

第五章　全民医疗保障的理论与实践 ………………………… 69
　第一节　全民医疗保障的理论解读 ………………………… 69
　　一、全民医疗保障是弥补市场失灵的必然选择 …………… 69
　　二、全民医疗保障是对公民基本权利的有效保障 ………… 70
　第二节　全球全民医疗保障的主要模式 …………………… 71
　　一、全民医疗保障的分类 …………………………………… 71
　　二、全球全民医疗保障的主要模式 ………………………… 72
　　三、全民医疗保障制度的运行特点 ………………………… 73
　第三节　中国走向全民医疗保障的现实选择 ……………… 75
　　一、全民医疗保障目标的提出 ……………………………… 75
　　二、全民医疗保障的制度结构 ……………………………… 76
　第四节　解读城镇居民基本医疗保险 ……………………… 77
　　一、为什么要建立城镇居民基本医疗保险制度 …………… 77
　　二、城镇居民基本医疗保险的模式选择 …………………… 79
　　三、城镇居民基本医疗保险面临的问题与不确定性 ……… 82

第六章　关于农村医疗保障的历史思考与政策建议 ………… 86
　第一节　农村医疗保障的历史考察 ………………………… 86
　　一、传统社会的医疗保障 …………………………………… 86
　　二、我国农村医疗保障的变迁 ……………………………… 88
　　三、几点结论 ………………………………………………… 90
　第二节　农村医疗保障的现实问题 ………………………… 92
　　一、农村医疗保障存在的主要问题 ………………………… 92
　　二、未来的影响因素 ………………………………………… 96

第三节 农村医疗保障的政策取向和制度安排 …………… 96
  一、政策取向 ………………………………………………… 96
  二、制度安排 ………………………………………………… 98

第七章 新型农村合作医疗的发展与完善 …………………… 103
第一节 新型农村合作医疗制度概述 ……………………… 103
  一、建立新型农村合作医疗制度的必要性 ……………… 103
  二、新型农村合作医疗制度框架 ………………………… 108
第二节 新型农村合作医疗试点现状与问题 ……………… 109
  一、筹资 …………………………………………………… 110
  二、管理 …………………………………………………… 112
  三、补偿 …………………………………………………… 115
  四、医药配套 ……………………………………………… 118
第三节 新农合筹资与保障水平的区域差异 ……………… 120
  一、东部地区 ……………………………………………… 120
  二、中部地区 ……………………………………………… 121
  三、西部地区 ……………………………………………… 123
  四、存在的问题 …………………………………………… 125
  五、政策建议 ……………………………………………… 128
第四节 政府间博弈与新农合政策的推行 ………………… 128
  一、政府间博弈与执行目标的差异 ……………………… 128
  二、政府间博弈与政策执行效果的偏离 ………………… 130
  三、提高新农合政策执行效果的建议 …………………… 137

第八章 人口老龄化与城镇老年人医疗保险制度研究 ……… 141
第一节 城镇老年人医疗保险问题的提出 ………………… 141
  一、加速到来的人口老龄化 ……………………………… 141

二、老龄化对老年人医疗保险的影响 …………………… 145
第二节 中国城镇老年人医疗保险制度分析 …………………… 150
一、理论分析:"统账"结合的老年人基本医疗保险
制度 …………………………………………………… 150
二、实证分析:医疗保险制度运行与老年人医疗保险
现状 …………………………………………………… 152
三、费率测算:老龄化与基本医疗保险筹资费率 …………… 162
四、资金筹集:老年人基本医疗保险制度如何应对
老龄化 ………………………………………………… 172
第三节 应对老龄化的新型老年人医疗保险体系构想 ………… 177
一、新型老年人医疗保险体系的内容 ………………………… 177
二、老年人基本医疗保险制度 ………………………………… 181
三、社区护理保险制度 ………………………………………… 184
四、老年人商业健康保险 ……………………………………… 190

第九章 我国城镇社会医疗救助制度研究 …………………… 197
第一节 社会医疗救助制度的概念和性质 ……………………… 197
一、社会医疗救助的概念 ……………………………………… 197
二、社会医疗救助的性质和意义 ……………………………… 198
第二节 建立城镇社会医疗救助制度的必要性分析 …………… 199
一、城镇不同收入人群卫生服务需要与利用情况 …………… 200
二、城镇不同收入居民医疗保障状况及不同医保
人群医疗服务利用情况 …………………………………… 202
三、几点结论 …………………………………………………… 207
第三节 我国城镇社会医疗救助制度的现状分析 ……………… 208
一、我国社会医疗救助制度的发展进程 ……………………… 208
二、试点城市社会医疗救助制度的实施现状 ………………… 208

第四节 美国医疗援助制度及其启示 ………………………… 213
  一、美国医疗援助制度的概况和特点 ……………………… 213
  二、美国医疗援助制度的变化趋势 ………………………… 216
  三、美国医疗援助制度对我国的借鉴意义 ………………… 219

第十章 W市城镇职工基本医疗保险制度调查分析 ………… 221
  第一节 W市城镇职工基本医疗保险制度概述 ……………… 221
    一、W市城镇职工基本医疗保险制度的架构 ……………… 222
    二、其他医疗保障制度 ……………………………………… 227
  第二节 W市城镇职工基本医疗保险制度运行状况
         分析 …………………………………………………… 229
    一、参保人数和单位的变化 ………………………………… 229
    二、参保人员结构分析 ……………………………………… 231
    三、医疗费用分析 …………………………………………… 235
    四、基金收支分析 …………………………………………… 239
    五、W市基本医疗保险制度取得的成效 …………………… 240
  第三节 问题与对策 …………………………………………… 242
    一、W市基本医疗保险制度面临的问题 …………………… 242
    二、对策及建议 ……………………………………………… 247

第一章

美国医疗保障制度及其启示

第一节 美国医疗保障制度的现状与特点

一、美国医疗保障制度的现状①

(一) 美国医疗保障制度的规模

美国是世界上卫生保健开支最大的国家。2002 年,美国的卫生总费用达到 15 530 亿美元,人均 5 392 美元,比经济合作与发展组织(Organization for Economic Cooperation and Development,OECD)28 个成员国的平均数高出 1 倍多。同年,美国卫生总费用占国内生产总值(GDP)的比例为 14.9%,比 OECD 的平均值高近 6 个百分点②。从 1993 年起,美国卫生总费用占 GDP 的比例一直维持在 13% ~

---

① 参见张奇林:《美国医疗保障制度研究》,人民出版社 2005 年,第 17 ~ 23 页。

② U. S. Census Bureau. *Statistical Abstract of the United States*:2004-2005;93, No. 115;7, No. 2, http://www.census.gov/prod/www/abs/statab.html; Manfred Huber, and Eva Orosz. "Health Expenditures Trends in OECD Countries, 1990-2001", *Health Care Financing Review*, Fall 2003, Vol. 25, No. 1:1-22.

15%，也就是说，美国的卫生保健行业约占整个国民经济的1/7，是美国最大的一个行业。

(二)美国医疗保障制度的架构与融资情况

美国没有全民医疗保险制度。多数美国人都是通过雇主购买的私人保险来获得医疗保障的。政府向老年人、残疾人、穷人、儿童、现役军人、退役军人等提供公共保险计划，以满足他们的卫生保健需求。这些公共保险计划主要是医疗照顾(Medicare)、医疗援助(Medicaid)和儿童健康保险(SCHIP)。具体来说，2002年，私人部分提供了15 530亿美元中的8 396亿美元，占总支出的54%；公共部分提供了余下的7 134亿美元，占46%[1]。由此可以看出，私人部分承担了主要的医疗保障责任。而且，自1997年以来，公共支出的增长慢于私人支出。

(三)美国医疗保障制度的覆盖范围

1998年，美国有83.7%的人口至少为一种私人或政府健康保险计划所覆盖。其中，在私人健康保险方面，有1.69亿人参加与工作有关的集体健康保险，占总人口的62.1%；还有近2 000万人参加了个人健康保险。在政府健康保险方面，有3 590万人注册参加了Medicare；有2 790万人为Medicaid所覆盖。由于美国没有实行全民健康保险，美国至今仍有4 430万人没有任何的健康保险，占总人口的16.3%[2]。这是美国医疗保障制度面临的巨大挑战之一。

---

[1] U. S. Census Bureau. *Statistical Abstract of the United States*：2004-2005：93，No. 115，http：//www. census. gov/prod/www/abs/statab. html.

[2] U. S. Census Bureau，*Statistical Abstract of the United States*：2000，Washington, D. C. ：U. S. Government Printing Office，2001：118.

(四)保障水平与健康产出

这是一个有内在联系但又富有争议的话题。如前所述,美国在卫生保健方面的花费为世界之最。同时,美国也是世界上医疗技术最先进的国家,而且大多数的技术都可以被富裕的和中产阶级消费者所享用。此外,美国还是世界上提供全面而高质量医学教育最前沿的国家,来自世界各国的医生在这里受到最先进、最精致的培训,学习使用各种最新的医疗设备和技术。从这一角度讲,美国的医疗保障制度是成功的。但由此推论美国人更健康,并且随时可以获得质量高、价格合理的医疗服务,就很难与事实相符了。由于美国实行的是混合型的医疗保障制度,而且私人健康保险居主导地位,在这种制度下,个人获得的医疗服务与其支付能力或就业状况有很大关系,而支付能力又主要由健康保险费用而非收入决定,即使两人收入相当,但因选择和购买的医疗保险不同,他们享受的医疗待遇和保障水平也不一样。因此,美国医疗保障制度的保障水平个体差异很大,它不具有像其他OECD国家一样的均质性[①]。美国也曾试图通过扩大Medicaid的范围,向全体国民提供基本的医疗保障,但因种种原因,Medicaid的扩展非常缓慢,而且很难融入主流的医疗保障体系,使其受益者享受主流的医疗服务。

健康产出(health outcomes)也是一个很复杂的问题:一方面,关于健康的概念和度量有很大的分歧;另一方面,影响健康的因素很多,除医疗保障制度外,收入、教育、卫生习惯等都会影响

---

① 在这些国家,尽管富人也可以在市场上购买到更好的医疗服务,但基本的医疗待遇和服务水平相差无几。

个人的健康状况。尽管如此,国际上还是习惯用预期寿命和婴儿死亡率等指标来比较各国居民的健康状况。在预期寿命方面,美国女性的预期寿命是 79.4 岁,比 OECD 的中位数 80.3 岁低近 1 岁,比最高的日本(83.6 岁)低 4.2 岁;美国 65 岁女性的预期寿命是 18.9 岁,与 OECD 的中位数持平;美国男性的预期寿命是 72.7 岁,比 OECD 的中位数 74 岁低 1.3 岁,比最高的日本(77 岁)低 4.3 岁;美国 65 岁男性的预期寿命是 15.7 岁,略高于 OECD 的中位数 15.5 岁;在 1960~1996 年的,美国女性和男性的预期寿命分别延长了 6.3 岁和 6.1 岁,但都低于 OECD 国家的中位数(分别为 7.6 岁和 6.5 岁)。在婴儿死亡率方面,OECD 的中位数是 5.8 人/千人,而美国却高达 7.8 人/千人,仅低于匈牙利、韩国、墨西哥、波兰和土耳其等发展中国家[1]。

  由此可见,美国在这两个指标上的排名都位于 OECD 国家的底部;指标的改善速度也都低于中位数的 OECD 国家。尽管这两个指标不能完全反映美国人的健康状况,也不能完全归咎于美国的医疗保障制度,但是,它们还是可以说明一些问题。例如,美国的医疗保障制度不太重视母婴保健,这是导致婴儿死亡率偏高的主要原因之一;美国无保险人口的大量存在以及医疗价格的昂贵,使低收入人群得不到基本的医疗保障,从而导致健康状况恶化。因此,傲慢的美国人难以接受不太理想的健康产出,他们用"破碎的"、"病态的"、"不体面的"、"浪费的"、"丑陋的"等词来形容他们的医疗保障制度,表示他们的不满。

---

[1] Gerard F. Anderson and Jean-Pierre Poullier, "Health Spending, Access, and Outcomes: Trends in Industrialized Countries", *Health Affairs*, May/June 1999, Vol. 18, No. 3: 178-192.

二、美国医疗保障制度的特点[①]

同其他经济发达国家相比,美国医疗保障制度的特点比较鲜明。这些特点主要体现在以下几个方面:

(一)混合性

混合性是美国医疗保障制度有别于其他医疗保障模式的一个很鲜明的特点,是"混合经济"的极好例证,"反映了美国式生活多样化和多元化的总体特征",体现了处于美国社会福利制度核心地位的公私伙伴关系。非营利、营利和政府机构都发挥着重要作用,彼此密切合作;公共和私人健康保险计划交织在一起,你中有我,我中有你,以至于很难分清谁在组织卫生服务的融资,谁真正为健康计划买单。如果采取简单的二分法,难以反映责任分担的复杂关系。

(二)层级化

美国医疗保障制度的层级化现象非常严重,它主要表现在这样几个方面:

第一,健康计划之间的层级化。私人健康计划与公共健康计划以及公共健康计划之间待遇差别较大,特别是 Medicaid 受益人几乎被排斥在主流的医疗服务之外。

第二,医疗机构的层级化。美国的医疗服务体系实行的是"双轨制",一个是私立系统,一个是公共系统;私立的商业医院以服务上层阶级为主,而公共或非营利医院主要是服务贫穷的或没有

[①] 参见张奇林:《美国医疗保障制度研究》,人民出版社 2005 年,第 24～29 页。

参加保险的中下阶级。

第三,地域之间的层级化。医疗资源在地理上的分布很不均匀,首先表现在医生在城乡之间的分布不均衡,以城市为主的州和以农村为主的州差别很大。而且,医生的缺乏不仅限于乡村地区,它还扩展到城市的某些区域。在穷人和非白人居住集中的社区很少发现私人开业医生,教育和收入水平相对较低的居民区中私人开业的医生也相对较少。

(三)企业化

美国的医疗保障制度自始至终都为企业家精神所主导。起初,医生兼具专家和企业家两种角色,他们依靠与患者的代理关系,及与同行组织的"二级"代理关系,扩大了专业人士的影响,牢牢控制了医疗保健领域。20世纪80年代初首先从公共项目开始的支付制度改革将医生的双重身份和双重刺激剥离开来,其专业自主权和医疗行为越来越多地受到外界的约束。虽然这场"竞争革命"(competition revolution)是由需方推动的,但却为企业化的有管理的照顾组织(managed care organizations, MCOs)抢得先机,政府的作用相当有限。

(四)渐进性

在公共财政主导的医疗保障制度中,制度相对稳定;而在私人财政和市场机制主导的医疗保障制度中,制度变化较多。但在政府的介入方面,变化大多是渐进式的,这是从美国医疗保障制度长期发展的历史中总结出来的一个特点和趋势。究其原因,一方面,自由市场经济的力量过于强大;另一方面,美国的政治制度决定了"标准的美国政治的模式是稳定、温和的冲突及渐进式的改变",像罗斯福新政这样的变革是不寻常和不多见的。

(五) 政府有限介入

一方面，公共医疗保障开支占卫生总费用的比例在发达国家中是最少的；另一方面，联邦和州政府通过各种政策对市场行为的影响也比较有限，如政府不要求国民购买或参加某些保险计划；除了 Medicare 和 Medicaid 以外，政府不要求任何实体向国民提供医疗保障。总之，在美国医疗保障制度中，政府的作用一直次于市场。

第二节 美国医疗保障制度的改革与发展趋势①

在经历了第二次世界大战后二十年医疗保障制度发展的"黄金时代"(golden age)之后，随着 20 世纪 70 年代宏观经济形势的恶化，美国医疗保障制度的问题逐渐显现出来，人们对医疗保障制度的诟病日益增多，要求改革的呼声也日益强烈。

一、美国医疗保障制度存在的问题

费用(cost)、可及性(access)和质量(quality)是美国人最关心的三个问题，也是美国医疗保障制度改革面临的三个主要问题。这三者之间紧密相关，互相影响，而且，由于医疗保健市场的特殊性和复杂性赋予这三个问题以特殊内涵，使其解决异常艰难。

美国医疗保障制度的基本问题是财政问题或费用问题②。关于医疗卫生费用的增长与控制我们将在第三章详细探讨。

关于可及性，有两层含义：一是服务的可及性，它与特定地

---

① 参见张奇林：《美国医疗保障制度研究》，人民出版社 2005 年，第 166~180 页。
② Kant Patel, and Mark E. Rushefsky. *Health Care Politics and Policy in America*, 2nd ed. Armonk: M. E. Sharpe, Inc. 1999: 348.

区医生或医院的供应有关,因此,这个意义上的可及性时常被称作地理的可及性;二是财政的可及性,也就是有没有钱看病的问题。对这个问题的回答比地理的可及性更复杂。在美国现行的制度下,费用对可及性有一定制约,并形成了一定的替代关系。费用的上涨,迫使个人、企业和政府减少卫生资源的购买和使用;出于费用控制的考虑,个人、企业和政府降低了医疗服务的可及性。这种替代关系自20世纪70年代以来逐步形成,致使无保险人口居高不下①。更为严重的是,美国在控制费用方面并没有取得成功,费用问题和可及性问题面临的形势都非常严峻,美国的医疗保障制度存在危机并非耸人听闻。

同其他产品或服务一样,医疗保健也有质量问题。所不同的是,当人们消费一般的产品或服务时,可以接受费用和质量的替代关系。但在医疗保健领域,最好的质量才是唯一可以接受的。也就是说,人们反对医疗保健的费用和质量的替代关系。前面我们分析了美国医疗保障制度的健康产出是如何差强人意,尽管它不能完全反映医疗服务的质量,但还是能够说明一些问题。(1)严格的费用控制措施会影响医疗服务的质量,尤其是那些有管理的照顾组织(MCOs);(2)大量穷人和无保险人口的存在会影响健康产出;(3)美国医疗保障制度的层级化很大程度上就是质量的层级化。以质量分层的形式来满足所有的可及性必然会带来严重的公平性问题。

二、美国医疗保障制度的改革与发展趋势

美国社会各界普遍认为美国的医疗保障制度存在"危机",到了非改不可的地步。但如何改革,以有效解决费用、可及性和质

---

① 近几年无保险人口占美国总人口的比例一直维持在15%。

量问题,却存在很大的分歧和争论。但不管怎样,美国医疗保障制度的发展将呈现以下三种趋势:

(一)渐进式改革

渐进式改革既是美国医疗保障制度的一大特点,同时也是美国医疗保障制度的一个发展趋势。它是同全面改革相对而言的,意思是每隔一段时间进行一些小的调整和变动。从最近几年美国医疗保障制度的改革来看,渐进式改革的特点非常明显。主要表现在:没有大的改革举措出台,甚至连这方面的尝试也没有;而小的调整却不断进行。美国的政治制度、医疗体系中复杂的利益关系以及反政府和反税收的社会偏好决定了医疗保障改革的渐进性。从克林顿到小布什,从民主党到共和党,提出的都是渐进式的改革方案,他们的支持者也承认他们的实用主义立场[1]。

但是,也应该看到,虽然渐进式改革是美国医疗保障制度发展的主要趋势,但长期的温和调整会促成根本性变革。同时,也不排除某些因素,如领导人的变更、政治环境的改变以及突发事件等,引发剧烈变动的可能性。这些促成剧烈变动的条件是很难预测的。美国的政治进程体现了"渐进主义和政策剧变"的辩证关系[2]。

(二)商品化趋势

美国医疗保障体系的商品化趋势主要体现在三个方面:

1. 医疗服务的供给商品化。20世纪60年代以后,由于医疗

---

[1] Theodore Marmor and David Boyum, "American Medical Care Reform: Are We Doomed to Fail", *Daedalus*, Vol. 121, No. 4, Fall 1992: 175-194.

[2] Theodore Marmor, "Forecasting American Health Care: How We Got Here and Where We Might Be Going", *Journal of Health Politics, Policy and Law*, Vol. 23. No. 3, June 1998: 551-571.

保障政策的调整、第三方支付制度的发展，以及市场机制的引入，对美国医疗机构的所有制结构、管理方式以及医疗服务的提供都产生了重大影响。由投资人所拥有的营利医院逐渐增加；而公立医院则遭受经费削减或关闭的命运；非营利医院的主导地位也开始动摇，它们必须效法营利企业以维持生存。以至于越来越多的公共医院和非营利医院开始和营利企业签订管理合同。有学者预测，未来美国的医疗供给市场将由几个大型的跨国公司所控制①。

2. 医疗保险商品化。医疗保险的商品化是在政府的支持下进行的。为了加强医疗保险计划之间的竞争，以达到降低费用的目的，政府鼓励有管理的照顾组织的发展。与此同时，公共保险计划的商品化或市场化程度也不断加深。当然，公共保险计划的商品化并不是多建几个公共计划，使其相互竞争，而是将公共保险计划的受益人推向私人保险市场，让其选择合适的保险，并承担相应的财政风险，政府只是起担保的作用。

3. 医疗社会关系商品化。这里讲的医疗社会关系主要包括医患关系、医生同医疗机构的关系、医生同保险计划的关系。医疗社会关系的商品化在很大程度上可以看做是前两种变化所带来的社会影响。首先，传统的医患关系变成了提供者与消费者、买方与卖方、供给者与需求者之间的关系；医学仅仅是一种商业行为。出于经济分析的考虑，将医患关系等同于供需双方，不仅无可厚非，而且十分必要。但如果现实的医患关系真的变成了一种纯粹的商业关系，它对医学的专业气质将是一种威胁。社会赋予医务人员的尊重、信任、感激以及理想化的形象将不复存在。专业的

---

① Norman Ginsburg, *Divisions of Welfare: A Critical Introduction to Comparative Social Policy*. 转引自傅立叶："台湾与美国全民健保政策发展的政治经济分析"，载于郑丽娇主编：《中西社会福利政策与制度》，（中国台北）"中央研究院"欧美研究所1995年，第46~47页。

医疗工作越来越被认为是寻常的商业活动；医生的高收入也被认为是市场权力或贪婪的结果。其次，作为专业人员，医生在提供服务时是不会考虑财政问题的，这是一种职业文化；但制度要求他们在作出决定时，既要考虑医疗问题，也要考虑经济问题，要像做生意一样。这种压力来自保险计划或医疗机构的管理者，是出于费用控制考虑的技术要求。因此，就医生而言，在文化和技术之间有一种两难选择；医生越来越不满他们的职业自主权受到制约和剥夺。

(三) 信息化趋势

医疗保健的信息化是互联网技术在医疗保健领域的应用，是医疗保健领域的前沿问题。我们可以从以下四个方面来认识医疗保健的信息化问题。

1. 互联网技术的发展和普及为医疗保健信息化提供了技术平台，使医疗保健的信息化成为不可抗拒的潮流。尽管传统的医疗保健机构和医生对网上医疗有一定的抵触情绪，但随着新生代医生的成长和医生结构的更新以及社会需求的变化，医疗保健的信息化趋势将难以抗拒。

2. 医疗保健信息化的内容主要包括相关信息的发布、网上医疗和网上交易等三类。

3. 医疗保健信息化是对传统的医患关系以及医疗保健传递方式的变革。在传统的医患关系中，医患双方信息完全不对称；医生的收入可以被认为是医生从其掌握的医学知识中获取的租金。互联网虽然不能消除这种知识的不平等，但它可以使患者在一个相对较高的水平上同医生对话，并对治疗过程施加一定的影响。因为患者可以通过互联网收集各种医疗信息，从基本的医学知识到最新的医学进展，患者都可以学习和了解。这种状况不仅减少了患者投医的盲目性和医患交流中的被动，医生也可以通过与患者的交流更新自己的知识（当然，并不是所有的医生都愿意这样做）。因此，医疗保健信息化最重要的影响就是加强了医疗服务传递过程中消费者的作用，使消费者获得了一个新的有力工具来有效地管理他们的健康风险。

4. 医疗保健信息化也带来了一些问题，需要政府干预和管理。如网上行医的许可证问题，税收问题，医疗资源的地区分布、协调与使用问题，患者的隐私保护问题，医疗服务、药品和信息的质量问题、信息资源的分配问题等，这些都是摆在美国政府面前的新问题，需要政府认真研究，权衡利弊得失，制定相应的医疗卫生政策及相关政策来规范和监管，以保证医疗保健信息化的健康发展。

第三节 美国医疗保障制度的评价与启示

一、对美国医疗保障制度的评价

以市场为主导的美国医疗保障制度在促进医学研究和技术进步，解决医疗服务的可及性和满足消费者选择等方面优于其他发达国家，但同时这一制度也存在着保障体系残缺不全，费用高涨，公平性差等明显缺陷。美国人是这样来评价他们的医疗保障制度的："从好的方面来说，我们的保健体制是世界上最好的。没有什么可以替代伟大的美国学术保健中心"；"从坏的方面来说，我们的体制也许比较乱，尤其是对那些没有得到尽早照顾的人们来说"[①]。

---

① 转引自雅诺什·科尔奈、翁笙和著，罗淑锦译：《转轨中的福利、选择和一致性：东欧国家卫生部门改革》，中信出版社2003年，第100页。

二、美国医疗保障制度的启示

优劣分明的美国医疗保障制度一直被认为是发达国家中的一个例外。但从价值判断的角度讲，这种被称做美国例外论的医疗保障模式不应该被简单地贴上"好"或"坏"的标签。问题的关键是这种模式选择符不符合其制度的逻辑。所谓制度的逻辑是制度形成的客观规律，是利益结构中各要素影响力的平衡和各种社会控制机制结合的结果。每一个国家因为制度环境的差异，对这些社会控制机制的运用各不相同。但不管如何运用，有两个目标是相同的：一是获得社会支持；二是将信息成本最小化①。为实现这两个目标，各国从不同的逻辑出发进行制度设计和模式选择。美国医疗保障制度遵循的私人财政＋市场机制的逻辑源于美国社会对政府的偏见、对政治家的不信任和对私人或市场决策的偏好；资本主义私有制所导致的贫富差异以及由来已久的种族歧视政策所导致的种族差异，决定了美国医疗保障制度中存在难以解决的公平性问题；追求权力制衡的美国政治决定了美国医疗保障制度改革的渐进性。因此，美国医疗保障制度带给我们最大的启示是，无论我们选择怎样的医疗保障模式，设计怎样的医疗保障制度，都应符合我们制度的逻辑，避免逻辑的扭曲和悖论。否则，只会加大改革的成本，减小成功的可能②。

美国医疗保障制度带给我们的第二点启示是，正确认识和处理政府和市场在医疗保障制度中的作用。政府和市场在医疗保障制度中的作用是相对而言的。我们习惯从筹资机制、管理体制、

---

① Carolyn Hughes Tuohy, "Dynamics of a Changing Health Sphere: The United States, Britain, and Canada", *Health Affairs*, May/June 1999, Vol. 18, No. 3: 114-134.

② 关于制度逻辑的问题我们将在第二章和第三章详细论述。

服务和保险的提供等方面来划分不同的医疗保障模式，但随着现代经济关系和医疗体制的日趋复杂，政府和市场你中有我、我中有你，很难说有纯粹的政府保障计划或市场模式。政府和市场的这种模糊关系在美国的医疗保障制度中体现得最为充分。但是，这并不等于说政府与市场的作用就无法区分，或者说这种区分没有意义。实际上，政府与市场的基本作用、基本责任以及各自的缺陷都非常清楚，也没有多少争议，但问题的关键是，如何发挥政府与市场的作用，弥补它们的不足，使其相辅相成，相得益彰，这才是困扰各国政府的大难题。同时它也最能体现一个国家的政策取向，我们通常所说的医疗保障"模式"，其根本内涵就源于此。需要指出的是，在医疗卫生领域引入市场机制应当非常谨慎。因为医疗服务市场中有"天生"的强者和弱者，而市场与社会弱者、福利与利润最大化从来就不是好伙伴。从发达国家医疗保障制度改革的经验和趋势来看，除了美国依然坚守市场的传统外，其他建立了全民医疗保险的发达国家在引入市场的问题上都非常审慎。因此，我国不可能建立像美国一样的以市场为主导的医疗保障制度。但适当引入市场机制，对于矫正"政府失灵"，维持医疗保障体系的活力，提高医疗保障制度的效率却十分必要。在这方面，美国人对市场机制的理解和运用，以及一些先进的管理理念和方法是值得我们学习和借鉴的。

美国医疗保障制度带给我们的第三点启示是，重视和加强理论研究，以理论研究为先导，为医疗保障制度的改革和发展提供强有力的智力支持。美国除了有先进的医疗技术、医学教育和优秀的医学专业人才外，它还有一流的理论研究者和政策分析人员、一流的研究机构和众多的优秀项目。在这些机构和项目中云集了许多有不同学科背景的专业人才，他们从不同的角度为医疗卫生政策的制定和医疗保障制度的改革出谋划策。每年有大量的学术成果涌现出来。据统计，仅1980~1986年7年间，在美国4种重要的卫生政策杂志①上就发表了5 000多篇有关医疗卫生政策的论文②。在这些研究和争论中不乏真知灼见。尽管它们不可能都被采纳和运用，但它们为决策者提供了充分的信息和分析，为决策的科学性提供了理论保障。同时也为全球医疗保障制度的改革提供了新的理念和思路。

---

① 这四种杂志是：新英格兰医学杂志(*The New England Journal of Medicine*)、卫生事务(*Health Affairs*)、卫生政治学、政策与法杂志(*Journal of Health Politics, Policy and Law*)、健康与社会(*Health and Society*)。
② Vicente Navarro, ed., *Why the United States Does not Have a National Health Insurance Program*, Amityville, N. Y.: Baywood Pub. Co., 1992: 133, 注1。

形似而神不似：中美医疗保障制度比较

美国医疗保障制度作为一种极具特点和极富争议的模式，一直备受理论界的关注。在我国目前的医疗保障制度被一些学者贴上"美国模式"的标签或"诊断"为"美国病"后，这一模式更是引起了人们的极大兴趣。中美医疗保障制度真的那么相似吗？在相似的表象后面有哪些本质的差异？比较中美医疗保障制度又会带给我们怎样的思考？本章将就这些问题做一探讨。

第一节 中美医保模式的形似之处

从表象和形态上看，中美医疗保障制度确实有一些相似之处，特别是这两种制度有一些共同的缺陷。

一、医疗保障体系残缺不全

同全民医疗保险的国家相比，中、美两国都没有真正建立起由充分的医疗保险、发达的公立医院和诊所网络以及慈善医疗所编织的安全网，以保证每个公民能够接受所需要的医疗服务。虽然美国83.7%的人口至少为一种私人或政府医疗保险计划所覆盖，但仍有4 430万人没有任何的医疗保险，占总人口的16.3%①。我国没有医疗保险的居民比例更高，据第三次国家卫生服务调查，我国城市地区没有任何医疗保险的人口占44.8%，农村地区79%的居民没有任何医疗保险②。

二、医疗保障待遇不公平，层级化严重

在美国，医疗保障待遇与个人参加的医疗保险计划、接受服务的医疗机构、居住地、种族和肤色有关。一般来说，美国私人医疗保险计划的待遇好于针对老年人、穷人和小孩的公共医疗保险计划；在公共医疗保险计划中，老年人医疗照顾计划（Medicare）又好于穷人医疗援助计划（Medicaid），而且Medicaid受益人几乎被排斥在主流的医疗服务之外；美国还存在一个"双轨制"的医疗服务体系：一个是私立服务；一个是公共服务③。私立的商业医院以服务上层阶级为主，而公共或非营利医院主要是服务贫穷的或没有参加保险的中下阶级，两者在候诊时间、固定医生的获得，乃至医疗服务质量等方面都有很大差异。另外，医疗资源在地理上的分布也很不均衡，首先表现在医生在城乡之间的分布不均衡，其次在穷人和非白人居住集中的社区很少发现私人开业医生，教育和收入水平相对较低的居民区中私人开业的医生也相对较少，大约有2 000万的美国人居住在医疗资源匮乏的地区。我

---

① U. S. Census Bureau, *Statistical Abstract of the United States: 2000*, Washington, D. C. : U. S. Government Printing Office, 2001: 118.

② 卫生部统计信息中心编：《中国卫生服务调查研究：第三次国家卫生服务调查分析报告》，中国协和医科大学出版社2004年，第93页。

③ Diana B. Dutton, "Explaining the Low Use of Health Services by the Poor: Costs, Attitudes, or Delivery Systems", *American Sociological Review*, 1978(43): 348-368, 转引自威廉·科克汉姆著，杨辉等译：《医学社会学》，华夏出版社2000年，第116页。

国在这方面的问题也很突出,医疗卫生资源的地区分布明显不平衡。医疗机构和医务人员的拥有量,无论是绝对数量还是相对数量,城市地区明显高于农村,并且随着社会经济状况的变化地区之间存在明显的梯度。四类农村地区(社会经济发展水平最低的一类农村地区)更是远远低于其他地区。在这一类地区,有18%的家庭距最近的医疗机构超过5公里,有1/4的家庭到最近的医疗机构的时间在30分钟以上,有一成以上利用过卫生服务的居民对所利用的门诊和住院医疗服务机构的设备、环境和技术水平表示不满意①;卫生人力资源的配备极不合理,医护人员的比例高达1.6:1②。总之,中、美两国的医疗保障制度体现了所谓的"二元福利体制"的特点③。在世界卫生组织发表的《2000年世界卫生报告》(The World Health Report 2000)中,在医疗费用负担的公平性(fairness of financial contribution to health systems)方面,美国和中国分别排在第54位和第188位(倒数第四)④。

三、费用高涨

美国是世界上医疗支出最多的国家。2002年,美国卫生总费用为15 530亿美元,占GDP的15%⑤。在20世纪60年代以来的

---

① 卫生部统计信息中心编:《中国卫生服务调查研究:第三次国家卫生服务调查分析报告》,中国协和医科大学出版社2004年,"内容提要",第9页。

② 全国的平均水平为1.06:1(卫生部统计信息中心编:《中国卫生服务调查研究:第三次国家卫生服务调查分析报告》,中国协和医科大学出版社2004年,第143页)。

③ 约翰·F·沃克、哈罗德·G·瓦特著,刘进等译:《美国大政府的兴起》,重庆出版社2001年,第120页。

④ WHO, *The World Health Report* 2000:188-191.

⑤ U. S. Census Bureau, *Statistical Abstract of the United States*:2004-2005:93, No. 115, http://www.census.gov/prod/www/abs/statab.html.

大多数时间里，美国卫生总费用的增长速度都高于 GDP 的增长速度。人均医疗卫生支出也增长了 4~5 个百分点①，快于人均收入的增长。我国也正经受着医疗费用的快速增长所带来的严峻考验。改革开放以来，我国的医疗费用基本上是以两位数的速度增长，增速快于 GDP 的增长。居民个人现金医疗支出增长了 146 倍，大大快于居民收入的增幅②，人们普遍感到"看病贵"。

四、市场化特征明显

美国是世界上市场化程度最高的国家之一，其医疗保障制度自始至终都为企业家精神所主导。从医疗机构的演变，到医疗保险的改革，再到医疗社会关系的发展，无一不是市场作用的结果。特别是 20 世纪 60 年代以来，医疗保障政策的调整、第三方支付制度的发展以及市场机制的引入，对美国医疗机构的所有制结构、管理方式以及医疗服务的提供都产生了重大影响。由投资人所拥有的营利医院逐渐增加；而公立医院则遭受经费减少或关闭的命运；非营利医院的主导地位也开始动摇，它们必须效法营利企业以维持生存。以至于越来越多的公共医院和非营利医院开始和营利企业签订管理合同。为了加强医疗保险计划之间的竞争，以达到降低费用的目的，政府鼓励市场化运作的有管理的照顾组织（managed care organizations, MCOs）的发展。与此同时，公共保险计划的市场化程度也不断加深。在这些变化的影响下，包括医患关系、医生同医疗机构的关系、医生同保险计划的关系在内的医疗社会关系也日益市场化。美国公众对医疗专业人士的尊重不断

---

① Henry J. Aaron, "The Unsurprising Surprise of Renewed health Care Cost Inflation", *Health Affairs*, 23 January 2002, Web Exclusive: 85-87.

② 《中国卫生年鉴》编辑委员会编:《中国卫生年鉴（2004）》，人民卫生出版社 2004 年，第 157 页。

下降；专业的医疗工作越来越被认为是寻常的商业活动；医生的高收入也被认为是市场权力或贪婪的结果，而不是他们应得的"甜点"。医生的职业自主权在市场的压力下也受到越来越多的制约和剥夺，以至于有30%的医生说，如果他们知道自己的将来是现在这个样子，他们是不会选择读医学院的①。我国医疗保障制度的市场化程度虽然不及美国，但市场化趋势及其后果已经显现出来。最主要的表现就是国有非营利医疗机构及其医务人员的市场化行为。

五、政府有限介入

我们可以从两个方面来考察政府在医疗保障方面的介入程度，一是政府支出；二是规制福利（regulatory welfare）②。

就政府支出而言，2002年美国政府用于医疗保障的支出占卫生总费用的比例不仅在发达国家中是最少的，就是在所有OECD国家中也是最少的（与墨西哥并列，同为44.9%）；这一比例不仅远远低于世界的平均水平（为61.8%），而且连最不发达国家的平均水平（为59.3%）也赶不上③。而我国公共卫生支出占卫生总费用的比例更低，仅为15.2%④。

---

① R. Herzlinger, "Healthy Competition", 转引自 Theodore Marmor. "The Pro-competitive Movement in American Medical Politics", in Wendy Ranade ed. , *Markets and Health Care: A Comparative Analysis*, Addison Wesley Longman Publishers, 1998: 54-72.

② 所谓规制福利是指政府通过行使制定规章的权利来促进社会福利目标的实现（Neil Gilbert, Paul Terrell 著，黄晨熹等译：《社会福利政策导论》，华东理工大学出版社2003年，第70页）。

③ 转引自王绍光："中国公共卫生的危机与转机"，载吴敬琏主编：《比较·第七辑》，中信出版社2003年，第62页，表4。

④ 《中国卫生年鉴》编辑委员会编：《中国卫生年鉴（2004）》，人民卫生出版社2004年，第549页。

应该承认，仅仅考察政府支出还不足以反映政府作用的全貌。而且一般认为，在市场经济中，政府最重要的作用就是制定商业活动的基本规则。因此，评价政府在医疗保障制度中的作用到底有多大，还要看各级政府如何通过各种激励和禁令来影响市场行为。从这个角度来看，中、美两国政府的作用也相对较弱。主要表现在：除公共医疗保险计划和医疗救助计划外，政府既不要求所有国民购买或参加某些保险计划，也不要求任何实体来保障大多数国民；而且政府在服务的传递和监督方面作用很小。

第二节 中美医保模式的本质差异

虽然中美医疗保障制度有一些共同的特征，面临一些共同的问题，但产生这些问题的原因以及解决这些问题的办法有很大差异。而且从更深层次来讲，形成两种制度的逻辑是完全不同的。

一、公平性问题

突出的公平性问题是很多人将中美医疗保障制度相提并论的一个重要原因，但就两种制度而言，公平性问题的产生原因及其解决前景有本质的差异。

资本主义私有制所导致的贫富差异以及由来已久的种族歧视政策所导致的种族差异，决定了美国难以解决医疗保障制度中的公平性问题。尽管包括美国在内的西方资本主义国家竭力用社会福利制度来掩饰源于私有制的各种社会不公，但是它们无法从制度上消除社会不公。只是设法做得更好一些，显得更公平一些。西方的社会福利制度从一开始就是一种缓和阶级矛盾，维护资产阶级利益的策略和工具。如果不动摇其制度基础，是难以解决公平性问题的。而且，在美国这样一个只有二百多年历史的国家，种族歧视的历史就有近200年,种族歧视的政策虽然被废除了,但是它所造成的社会经济影响和种族歧视观念在相当长时间里是难以消除的。有足够的数据和事例可以说明种族歧视和种族差异在当今美国无所不在。这也从一个方面反映了医疗保障问题的复杂性①。

我国医疗保障制度中出现的公平性问题在很大程度上是由于"效率优先,兼顾公平"的市场化改革取向所引起的,而市场与社会弱者、福利与利润最大化从来就不是好伙伴。同时,历史形成的城乡二元结构、经济发展水平的参差不齐以及传统的与个人的身份和工作单位相联系的医疗保障模式的影响都造成了医疗资源配置、医疗保障待遇等方面的不平等。这些公平性问题通过政策的调整和制度的创新是可以改变的。

二、费用上涨的原因与费用控制

人口老龄化、保险的发展、收入的增加、技术的进步、要素生产率的提高、提供者文化、供方诱导需求以及社会的价值观等被认为是推动费用上涨的一些主要原因。除此之外,各国还会因制度安排和医疗卫生政策的不同,各自有自己特殊的费用增长原因,表现出不同的费用增长模式。就美国而言,由于美国实行的是多元化、混合型的医疗保障制度,其管理成本远远高出实行全民医疗保险计划和单一支付制度的其他发达国家。另外,为了防范医疗事故所带来的风险,美国每年用于医疗事故保险和"防御性医学"(defensive medicine)等方面的开支高达上千亿美元,占美国卫生总费用的10%以上。

---

① 张奇林:《美国医疗保障制度研究》,人民出版社2005年,第111~112页。

在我国，由于药价虚高所导致的医疗价格上涨已成为一个突出的问题。

据第三次国家卫生服务调查对各类卫生机构的调查，医院的业务收入中药品收入几乎占了一半（48.6%），而门诊、住院的医疗收入占医院业务收入的比例仅为 17.7% 和 30.8%①，"以药养医"的局面赫然出现。同时药费也成为患者的主要负担。在出院者人均医疗费中，药费占 44.7%，而检查治疗费仅占 26.9%；在门诊病人人均医疗费用中，药费占 59.2%，检查治疗费仅占 30.8%②。而美国的处方药支出占个人医疗卫生费用的比例为 12.1%③。

另外，医疗机构和医生的市场化行为和利益驱动以及各种道德风险所导致的低效和浪费也是推动我国费用上涨的一个重要原因。这样一些外部性的问题在美国也存在，但美国通过实施比较严格的费用控制措施，已经挤掉了医疗服务领域的许多水分，而且最近的一项研究表明，减少浪费和提高效率已很难对美国的医疗卫生费用产生大的影响④。人口老龄化、技术进步、社会文化和制定医疗卫生政策的政治基础和政治环境将是美国费用控制面临的主要问题与挑战。而如何挤掉医疗服务领域的水分，提高医疗资源的使用效率则是我国现阶段费用控制需要解决的主要问题。

---

① 卫生部统计信息中心编：《中国卫生服务调查研究：第三次国家卫生服务调查分析报告》，中国协和医科大学出版社 2004 年，第 149 页。

② 《中国卫生年鉴》编辑委员会编：《中国卫生年鉴（2004）》，人民卫生出版社 2004 年，第 550～551 页。

③ U. S. Census Bureau, *Statistical Abstract of the United States: 2004-2005*, 95, No. 120, http://www.census.gov/prod/www/abs/statab.html.

④ William B. Schwartz, and Daniel N. Mendelson, "Eliminating Waste and Inefficiency Can Do Little to Contain Costs", *Health Affairs*, Spring (I) 1994: 225-238.

三、"看病难,看病贵"问题

我们在第一章曾经指出,美国医疗保障制度是一个"好"、"坏"非常分明的模式。同其他发达国家相比,美国医疗保障制度在公平性和成本控制方面有明显的缺陷,但在可及性(看病的难易程度)和消费者选择方面却优于其他发达国家。在发达国家(包括美国)医疗保障制度的发展进程中,可及性问题和费用问题是在不同时期出现的两个问题。美国以其强大的和比较彻底的市场机制在20世纪70年代以前较好地解决了可及性问题,但70年代以后费用问题便凸显出来。在美国现行的制度下,费用对可及性有一定制约,并形成了一定的替代关系。费用的上涨,迫使个人、企业和政府减少卫生资源的购买和使用;出于费用控制的考虑,个人、企业和政府降低了医疗服务的可及性。这种替代关系自20世纪70年代以来逐步形成,致使无保险人口居高不下。我国医疗保障制度的市场化改革却使可及性问题和费用问题同时到来,同时"发作",这就是被国人诟病、让政府揪心的"看病难,看病贵"问题。解决这两个问题,既需要时间,更需要智慧。

四、制度的稳定性与制度的逻辑

从制度的稳定性和发展态势上看,中美医疗保障制度有不同的特点。对这一问题的比较和评价,既要考察两种制度的现状,同时也要考察两种制度的历史发展;既要分析两种制度的宏观架构,同时还要分析两种制度的微观变化。

如果以1965年美国两大公共医疗保险计划的实施为分水岭,美国现行的医疗保障制度已经运行了40余年。从制度的宏观架构和发展态势上看,美国医疗保障制度是比较平稳的,渐进性改革是其一大特点,同时也是其未来的发展趋势之一。这种渐进性主要表现在：在长达 40 多年的时间里，没有大的改革举措出台，甚至连这方面的尝试也不多；所做的改革只是一些小的调整，如 1997 年实行的州儿童健康保险计划（State Children's Health Insurance Program, SCHIP），它作为社会保障法第 16 条的一部分，规定由联邦政府资助各州将健康保险的范围扩展到儿童。SCHIP 被认为是继 Medicare 和 Medicaid 实施以来，在医疗保障覆盖范围方面取得的最大进展。

渐进式改革之所以成为一种趋势，还在于它对全面改革的侵蚀作用。这种侵蚀体现在两个方面：(1)在美国的现行制度下，渐进式改革有明显的政治优势，但这种优势掩盖了大的倒退。也就是说，从本质上讲，渐进式改革解决的只是部分医疗保健问题，而对更大范围的、更重要的问题却置之不理。(2)当全面改革所需要的政治机会到来时，渐进式方法缺乏敏感，没有迫切的需要来改变基本的规则和路径。也就是形成了一种路径依赖和改革定势。改革共识的形成就是一种重要的政治机会和政治资本，但任何小的变革都会大量地耗费它[1]。

美国针对特定人群（如老年人、穷人、儿童等）提供医疗保障的选择型模式和渐进式改革特点体现了一种政治保守的价值观，它遵循的是私人财政＋市场机制的逻辑[2]。私人财政和市场机制推动了美国医疗保健传递和融资制度的变革，并导致一系列微观层面的组织创新，这在公共财政主导的制度中并未发生。但在宏观制度层面却是死水微澜，从克林顿到小布什，从民主党到共和

---

[1] Theodore Marmor, and David Boyum, "American Medical Care Reform: Are We Doomed to Fail", *Daedalus*, Vol. 121, No. 4, Fall 1992: 175-194.

[2] Carolyn Hughes Tuohy, "Dynamics of a Changing Health Sphere: The United States, Britain, and Canada", *Health Affairs*, May/June 1999, Vol. 18, No. 3: 114-134.

党，提出的都是渐进式的改革方案，他们的支持者也承认他们的实用主义立场。因此，无论从哪一个方面来看，美国医疗保障制度的逻辑是比较鲜明的和一致的。

我国医疗保障制度在十年不到的时间里经历了从公费医疗和劳保医疗到社会医疗保险，从传统的农村合作医疗到新型农村合作医疗的转变。关于这种转变所遵循的内在逻辑以及产生的政策后果，我们将在第三章中进行分析。

五、制度环境

比较中美医疗保障制度使我们认识到，从表象上看，两种制度有一些共同的问题和特点，但从制度的逻辑来看，两种制度却截然不同。而不同的制度逻辑又是在不同的制度环境中形成的。

首先，中、美两国的政治架构不同。美国政治制度的最大特点就是权力的分散，追求权力的牵制与平衡。这在很大程度上决定了美国医疗保障制度的渐进性。同时，这一特点也延伸到了医疗保健市场，那就是在医、患、保之间尽量避免一方独大，以免扭曲价格机制。而我国是一个传统的中央集权的国家，政策导向对市场权力的分配有至关重要的影响。

其次，所有制形式不同。美国的医疗机构和医疗资源基本上为私人部门所拥有，而我国的医疗资源几乎都为国有医疗机构所垄断。私人医疗机构对市场的结构和变化非常敏感；而国有医疗机构对行政手段比较敏感。这一差异决定了在政策工具的选择上应该有所不同。

再次，福利文化不一样。所谓福利文化，是指长久以来形成的社会对福利的看法以及相应的行为方式。美国医疗保障制度遵循的私人财政＋市场机制的逻辑源于美国社会对政府的偏见、对政治家的不信任和对私人或市场决策的偏好。这种文化是美国人

"思想中先天的、通过遗传获得的部分",他们"没有摆脱它",而且"永远也无法摆脱它"①。在这种文化的主导下,政府在医疗保障中的作用是被动的、补缺的。而我国的福利文化有着浓厚的家长制国家福利的色彩,同时政府在福利的提供方面又是比较保守的,更多地将责任转嫁给个人、家庭、单位和社会。

最后,政策路径不一样。美国医疗保障制度是其"混合经济"的极好例证,"反映了美国式生活多样化和多元化的总体特征"②。在一个利益主体多样化和利益分化严重的社会中,医疗改革每迈出一步,都要经过激烈的争论和讨价还价。美国医疗保障制度既是利益冲突和妥协的结果,也是重重矛盾的反映。因此,有学者认为,美国的政策问题不是缺乏充分的信息和分析,而是缺乏解决利益冲突和竞争的能力③。我国医疗卫生政策的制定基本上走的是一条自上而下的道路,政策的科学性和稳定性会受到一定限制和影响。关于我国的制度环境及其政策意义我们将在第三章中做进一步探讨。

---

① 詹姆斯·M·布坎南、理查德·A·马斯格雷夫著,类承曜译:《公共财政与公共选择:两种截然不同的国家观》,中国财政经济出版社 2000 年,第 68 页。

② 维克托·R·福克斯著,罗汉、焦艳、朱雪琴译:《谁将生存?健康、经济学和社会选择》,上海人民出版社 2000 年,第 151 页。

③ David Mechanic, "Some Dilemmas in Health Care Policy." *Milbank Memorial Fund Quarterly/Health and Society*, Vol. 59, No. 1, 1981: 1-15.

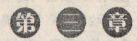

制度的逻辑：我国医疗
保障制度的模式选择

第一节 我国医疗保障制度变迁的逻辑

一、何谓制度的逻辑

制度的逻辑是制度形成的客观规律，是利益结构中各要素影响力的平衡和各种社会控制机制结合的结果。在医疗卫生领域，政府、私人财政和专业人士构成了主要的权力基础，他们分别代表的是权威、财富和技能。这些要素的关系通过科层制度、市场和社团组织等机制制度化和合法化。每一个国家因为制度环境的差异，对这些社会控制机制的运用各不相同。但不管如何运用，有两个目标是相同的：一是获得社会支持；二是将信息成本最小化①。为实现这两个目标，各国从不同的逻辑出发进行制度设计和模式选择。从价值判断的角度讲，模式选择无所谓优劣，但制

---

① Carolyn Hughes Tuohy, "Dynamics of a Changing Health Sphere: The United States, Britain, and Canada", *Health Affairs*, May/June1999, Vol. 18, No. 3: 114-134.

度运行的结果却有"好"有"坏"。问题可能出在两个地方：一是制度的逻辑定位不准；另一个是与制度逻辑不一致或不协调的制度安排，即逻辑的悖论。前一种情况意味着制度逻辑的不合理，后一种情况则反映了制度逻辑的扭曲。不幸的是，这两种情况在我国医疗保障制度的变迁中都出现了，而且我国医疗保障制度存在的诸多问题在很大程度上都与这两种情况有关。

二、我国医疗保障制度变迁的逻辑

长期以来，我国实行的是城乡分割的二元医疗保障体制。从城镇和农村医疗保障制度的变迁来看，我国医疗保障制度经历了从公费医疗和劳保医疗到社会医疗保险，从传统的农村合作医疗到新型农村合作医疗的转变。虽然医疗保障的二元体制没有改变，但制度的逻辑却发生了变化。前者遵循的是公共财政+政府管制的逻辑，而后者遵循的是私人财政①+市场机制的逻辑。这是两种截然不同的理念和逻辑，由此形成的制度模式和产生的政策后果也不一样。因此，我国在不同时期实行的医疗保障制度反差很大。

尽管计划经济时代和社会主义市场经济条件下的制度逻辑不一样，但两种医疗保障模式都存在一个共同的问题，那就是逻辑的悖论。依照前一种制度模式的逻辑，它应该是一种完全由政府主导和支持的制度，但实际运行的结果却并非如此。虽然政府通过强制性政策工具②决定了医疗保健的传递和融资制度，但政府却放弃了两个非常重要的责任，一是由政府财政为医疗保障制度

---

① 尽管有一部分公共财政，但现行制度的融资以私人财政为主。
② 包括制定一系列有关劳保医疗和公费医疗的规章制度，控制绝大多数的医疗机构和医务人员。

提供经费保障；二是通过严格的监管控制医疗费用。由于政府责任的缺失，导致了传统医疗保障制度的财政极不稳定。一方面医疗资源浪费严重，医疗费用增长过快；另一方面，由于财政责任的分散，导致了不同企业和单位之间医疗负担畸轻畸重，医疗经费没有稳定的保障。这种逻辑的悖论及其所带来的后果随着社会主义市场经济体制的建立愈显突出，实行制度转型自然是题中之义。

以1998年《国务院关于建立城镇职工基本医疗保险制度的决定》的下发为标志，我国建立了以部分城镇人口为保障对象的新型医疗保障制度。这一制度迄今已运行了近十年的时间。新旧制度的根本差异在于制度逻辑的不同。但筹资模式由公共财政转向私人财政未免矫枉过正，而且在终止旧的逻辑悖论的同时，新的逻辑悖论已然形成。由于在现行医疗保障制度中，私人财政是主要的融资方式，而且我国医疗领域的私人财政由数以亿计的彼此独立的个体消费者组成①，这使得消费者在同医疗机构的博弈中处于极为不利的地位，更何况多数医疗机构都是同质的（即国有的）。因此，私人财政无法影响医疗卫生服务的传递，在没有第三方牵制和干预的情况下，消费者从一开始就注定是输家。在这种制度格局中，政府的作用比以往更重要。但不幸的是，政府这一次又缺位了。一方面医疗机构的所有制形式基本没有改变，但政府的投入却逐年下降。另一方面，政府职能部门监管不力。这两个方面是有联系的。为了弥补政府投入的不足，政府就出台相关政策或放松监管，让非营利性的公立医疗机构按市场机制运作。在这

---

① 据第三次国家卫生服务调查，我国城市地区没有任何医疗保险的人口占44.8%，农村地区占79%（卫生部统计信息中心编：《中国卫生服务调查研究：第三次国家卫生服务调查分析报告》，中国协和医科大学出版社2004年，第93页）。这些没有任何医疗保险的城乡居民就医完全是自费。

种政策导向下，再加上管理体制不顺①和利益关系的复杂性，政府的监管就很难到位了。因此，新制度刚刚运行几年，公平性、可及性和费用问题就暴露出来，并且不断恶化，社会不满和各种批评与日俱增。新制度实施所带来的社会后果和所引起的社会反响不应简单地被认为是制度转型所导致的社会震荡，而是新的制度逻辑与悖论所产生的必然结果。

第二节 我国的制度环境与政策意义

一、制度的逻辑与制度环境

制度的逻辑是由一定的制度环境决定的。构成我国医疗卫生权力基础的主要要素之间的权力分配以及相应的制度架构和文化传统在很大程度上决定了我国医疗保障模式的选择。传统的和现行的医疗保障模式中出现的制度逻辑的不合理和制度逻辑扭曲的情况，都与解读制度环境的准确性与有效性有关。因此，要解决我国医疗保障制度中突出的公平性、可及性和费用问题，必须重新审视我国医疗保障决策的制度环境，调整制度安排的逻辑，进而建立合理的医疗保障模式。

如前所述，政府、私人财政和专业人士构成了医疗卫生领域主要的权力基础，他们也是影响医疗卫生政策的主要因素。在我国，这三者之间的权力分配有一个鲜明的特点，那就是政府处于相对强势的地位。

---

① 目前的公立医院分别隶属于各级政府、部门、行业和企业，卫生部门管理的医院仅占全国医院总数的51%；而且目前各级卫生部门都没有专门监管医院的机构[《卫生部长高强作关于我国医疗卫生改革的报告》(2005年7月1日)，卫生部网站]。

首先，从政治体制来看，我国是一个传统的中央集权国家，中央政府有至高无上的权威。它不仅对制度安排和政策路径有决定性影响，而且对机构和个人的行为也有导向性的影响。在这种政治架构下，即使医疗保障制度按市场机制来运作，政策导向对市场中的权力分配也有至关重要的影响。如果行政权力运用不当或决策失误，很容易造成市场机制的扭曲，加剧医疗保健市场中市场失灵的情况。如现行医疗保障制度中出现的"看病难"问题在很大程度上与我国医疗卫生资源的配置不合理有关。

其次，从医疗机构的所有制形式和医生等专业人士的隶属关系来看，政府有绝对的话语权和影响力。因为我国的医疗资源几乎都为国有的医疗机构所垄断，而绝大多数医疗卫生服务的专业人士都是隶属于这些机构，并从这些机构领取薪资、享受福利的工作人员。因此，行政权力对医疗机构的运作，甚至是专业人士的临床决定都有至关重要的影响。但从另一方面来讲，政府与医疗方又是一个利益共同体。这种利益关系不仅强化了个体消费者在医疗服务市场中的弱势，而且也制约了私人医疗保险的发展①。由于私人医疗机构对市场的结构和变化非常敏感，而国有医疗机构对行政手段比较敏感，因此，在政策工具的选择上，我国应与医疗资源私有化的国家有所不同或侧重。如果两者的政策反应和政策工具的使用趋同的话，那肯定有一个国家的做法是值得商榷的。我国目前的医疗保障制度曾被一些学者贴上"美国模式"的标签或"诊断"为"美国病"，尽管对这一判断尚需作深入的分析，但它至少说明，市场发育程度和权力结构完全不同的中美两国在医疗保障方面有一些共同的制度特征，其中市场化被认为是医疗保

---

① 这种情况对公共医疗保险计划影响较小，因为我国公共医疗保险计划的经办机构也是国有的，在政府看来有一种利益认同。

障制度中种种弊端的"罪魁祸首"。虽然市场是配置资源最有效的手段，而且公有制也不排斥市场，但在公有制的体制下，过分倚重市场，甚至让一个权力结构严重失衡的市场自然发展下去，其结果只会加剧市场失灵。从此意义上讲，这也是一种逻辑悖论。

再次，从医疗保障的提供来看，政府是主动的，民众是被动的。这种格局与我国的福利文化有一定的关系。所谓福利文化，是指长久以来形成的社会对福利的看法以及相应的行为方式。一方面，在中国传统文化中，"国"与"家"同构，政府对国民的保护就如同家长保护其子女，因此，我国的福利文化有着浓厚的家长制国家福利的色彩。但另一方面，政府在提供福利时是比较保守的，而更多地将责任转嫁给个人、家庭、单位和社会。这主要是因为在中国传统的价值观中，从政府那里获取福利不认为是公民应该享受的权利，政府保障民众的生活和社会安宁只是履行一种道德义务，因此，家长制国家福利传统更多地存在于人们的观念之中，它的实际意义已大大打了折扣。而在权利观普及的西方社会，民众对政府的期望很高，政府必须对选民的公共福利诉求做出回应。当然，美国是一个例外。由于美国社会对政府的偏见、对政治家的不信任和对私人或市场决策的偏好，决定了政府在医疗保障中的作用是被动的、补缺的。因此，就中美两国而言，尽管政府在医疗保障制度中的介入程度都相对有限，但它们的价值基础不同，反映的福利文化也不一样，这在一定程度上也决定了两国在医疗保障制度的逻辑方面应该有所区别。

最后，从政策路径来看，与我国中央集权体制相对应，包括医疗改革在内的政策制定基本上走的是一条相对封闭、自上而下的道路①。这一路径在利益的协调、政策的通过等方面简单易行，但在信息收集、议程设置、方案规划的过程中由于群众参与不够，影响了政策的科学性，同时也是导致政策不稳定的重要原因。

二、政策意义

基于以上分析，我们认为，在制度环境没有根本改变的情况下，我国医疗保障制度的逻辑应由目前的私人财政＋市场机制转向公共财政＋科层制度＋市场机制。后者基本反映了我国医疗卫生领域的权力分配、制度架构和文化传统等方面的特点，以此为基础建立的医疗保障制度应具有以下三个特点：

第一，逐步加大政府融资的比重，向以公共财政为主的医疗保障模式过渡。目前我国公共卫生支出占卫生总费用的比例仅为15.2%②，这一比例不仅远远低于世界的平均水平（为61.8%），而且连最不发达国家的平均水平（为59.3%）也赶不上③。我国现行医疗保障制度中出现的公平性问题、非营利医疗机构的市场营利行为及其带来的种种后果等在很大程度上都与政府的投入不足有关。加大政府投入有多种模式选择，其中，由公共财政资助国民的基本医疗保险或基本的医疗卫生服务的做法④最具成本效益，这样做既可向全体国民提供基本的医疗保障，解决由于医疗保险的缺失所带来的公平性问题和一部分人的财政可及性问题。同时

---

① 令人欣喜的是，传统的政策制定模式正在发生变化。相关论述请参见王绍光："中国公共政策议程设置的模式"，《中国社会科学》2006年第5期。

② 《中国卫生年鉴》编辑委员会编：《中国卫生年鉴（2004）》，人民卫生出版社2004年，第549页。

③ 转引自王绍光："中国公共卫生的危机与转机"，载吴敬琏主编：《比较·第七辑》，中信出版社2003年，第62页，表4。

④ 这一类做法又有多种模式，如建立统一的全民医疗保险制度；或按人群、按区域建立不同的医疗保险制度；或仅仅提供基本的卫生保健服务等。

也可将分散的消费者组织起来,以改变市场力量的格局,这既有利于市场力量的平衡,以弥补医疗市场的先天不足,达到控制费用,提高质量的目的,又有利于提升和保护消费者的话语权。

第二,加强政府对医疗机构以及医疗机构内部的科层式管理。医疗机构是医疗费用的主要发生地。而隶属于各类医疗机构的医生对医疗费用有至关重要的影响。这种影响不仅体现在医生的收入对医疗服务价格的直接影响,更为深远、更难估算的是医生对医疗费用的间接影响。有研究表明,用于医生的费用虽然只占卫生总费用的1/5,但它们可以影响70%的支出[1]。但是,由于医疗服务市场的特殊性,完全靠医生来控制费用远非万全之策,因为医生常常处于失控的状态[2]。因此,政府干预医疗服务市场,从外部加强对医疗机构和医生的管理,并通过有效的传导机制强化医疗机构内部的管理是解决我国医疗保障制度中费用高涨问题的重要途径。这不仅是规范的经济学研究所要求的,它更符合我国医疗卫生体制的特点。如何管理医疗机构和医生也有多种选择。通过行为定位(behavior-orientation)和产出定位(outcome-orientation)[3]"双管齐下"的方法来进行管理不失为一种好的选择。所谓行为定位,就是通过行政权力的介入,对医疗机构的管理者和医生进行考评,将其职位的变动、荣誉的获得等与其管理行为和医疗行为挂钩,使他们对其行为负责;所谓产出定位,就是让医疗

---

[1] Smith, Howard L., Myron D. Fottler, and Borje O. Saxberg. "Cost Containment in Health Care: A Model for Management Research", *The Academy of Management Review*, Vol. 6, No. 3, Jul., 1981: 397-407.

[2] Kenneth J. Arrow, "Uncertainty and the Welfare Economics of Medical Care", *The American Economic Review*, December 1963, Vol. 53, No. 3: 41-73.

[3] Peter C. Smith, et al., "Principal-agent Problems in Health Care System: An International Perspective", *Health Policy*, 41(1997): 37-60.

机构和医生直接面对治疗成本,将其置于一定的财政风险之下,改变以往多收费多受益的激励方式。

第三,审慎引入市场机制。从发达国家医疗保障制度改革的经验和趋势来看,除了美国依然坚守市场的传统外,其他建立了全民医疗保险的发达国家对市场的引入都非常谨慎。因为市场与社会弱者、福利与利润最大化从来就不是好伙伴,而且在医疗服务市场中有"天生"的强者和弱者。尽管我国不可能建立像美国一样的以市场为主导的医疗保障制度,但并不是说政府就可以包办一切。"哪里没有竞争,哪里就没有足够的激励来刺激节俭和效率。"[1]而且政府干预也有"失灵"的时候。因此,适当引入市场机制,对于矫正"政府失灵",维持医疗保障体系的活力,提高医疗保障制度的效率十分必要。以费用控制为例,我们认为,导致我国医疗费用快速上涨的主要原因是医疗服务和医疗产品的供给方的低效和浪费;而费用上涨的成本主要由消费者承担。在现行体制下,由于缺少必要的约束机制、激励机制和竞争机制,使供给方没有压力和动力来控制成本,减少暴利;而个体消费者也不可能组织起来形成社会压力,以致高增长的费用压制了社会的医疗需求,从而潜伏着巨大的健康风险和费用危机。可以这样说,我国现有的政府干预没有改变医疗市场上消费者的弱势地位,而供给方的欲望却膨胀了。鉴于我国费用问题的特点是供给方获利太多,我们认为,可以从两个方面通过运用市场竞争的方法来约束或减少其获利。一是改变支付方式,将传统的按服务量付费的支付方法转变为预期支付方法,或按人头付费,或按病种付费,或多种付费方式并存,相互竞争,这样既可以培养医疗机构控制成

---

[1] 雅诺什·科尔奈、翁笙和著,罗淑锦译:《转轨中的福利、选择和一致性:东欧国家卫生部门改革》,中信出版社2003年,第24页。

本的自觉性，又可削弱供给方的强势地位；二是在不同的医疗机构（包括营利和非营利医疗机构以及不同所有制形式的医疗机构）、不同的保险计划（包括政府主导的社会保险计划和商业医疗保险计划）之间引入竞争，扩大消费者的选择权和决策范围，鼓励质优价廉的医疗机构和保险计划的发展。当然，这样的改革能否成形还有很大的疑问，毕竟在目前的医疗卫生体制下获利最多的大多是国有的机构。同时，新的医疗卫生体制的形成以及公众学会选择都需要时间。

不管怎样，选择和建立新型医疗保障模式离不开政府的主导与干预。毕竟在我们的制度和文化中，政府相对于市场是强势的。以往的和现行的制度所暴露出来的许多问题都与政府的角色定位有关。

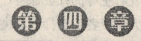

医疗卫生费用的增长与控制
——基于国际比较的一项研究

第一节 医疗卫生费用的增长与评价

一、医疗卫生费用的增长状况

医疗卫生费用是指用于医疗卫生服务及相关活动的开支。它是一个总量的概念，反映了医疗卫生服务及相关活动中的资金流量。从资金来源来看，它可以由当事人（或消费者）直接支付，亦可由第三方（如政府、保险公司、雇主、慈善机构等）代为支付。不同的支付主体体现了不同的筹资模式和医疗保障形式，也体现了不同的利益关系。医疗卫生费用的变化会对不同的支付主体产生不同的影响。从资金流向来看，它主要支付医疗卫生服务及相关活动中发生的各种费用，包括医生、护士等专业人士和医院、疗养院等机构提供服务、消费者购买药品、进行医学研究和医学教育所需的费用以及管理成本等。这些服务活动的开展对医疗卫生费用的变化有直接影响，是费用控制的重要环节。

就一个国家的医疗卫生制度而言，费用问题固然重要，但单单看医疗卫生费用这一个静态指标，并没有太大的意义。它不仅可比性差，而且也很难说明费用问题的性质和重要程度。这就需要借助一些动态指标和相对数量的指标来说明问题。其实，一个社会对医疗卫生费用的关注主要基于以下两点：一是医疗卫生费用的总体水平；二是医疗卫生费用的增长速度。这是两个不同的问题。前者可以用医疗卫生费用占国内生产总值（GDP）的比例来度量；而对于后者，人们常常参照 GDP 的增长速度来加以评估。就总体水平的增长而言，许多产业都经历过这一阶段，如汽车、计算机①等。尽管由于经济学家的分析，使人们认识到医疗开支总体水平的增长有别于其他产业和普通商品②，并引起人们的特别关注，但真正需要评估和控制的是医疗卫生费用的增长速度③。

从全球来看，医疗卫生费用的快速增长始于 20 世纪 40 年代。一般来讲，医疗卫生费用的增长总伴随着医疗卫生支出规模的扩大。以美国为例，美国的卫生总费用从 1960 年的 269 亿美元增长至 2002 年的 15 530 亿美元，卫生总费用占 GDP 的比重也由 20 世纪 60 年代初的 5% 上升至 21 世纪初的 15%（见表 4-1 和图 4-1）。医疗卫生费用在维持长期增长趋势的同时，在不同时期又表现出不同的特点和不同的增长速度。1965~1990 年，美国的医疗卫生费用基本上是以两位数的速度增长；20 世纪 90 年代以后，增长速度放缓，逐渐降至一位数；但这种局面并没有维持多长时间，进

---

① 汽车在 20 世纪 20 年代、计算机在 20 世纪 70 年代和 20 世纪 80 年代的生产和使用都曾急剧增加。

② 经济学家认为，医疗卫生服务与普通商品的区别至少有两个方面：一是医疗卫生服务的需求取决于个人的健康状况；二是医疗保险市场的特殊性，而保险的盛行又是医疗卫生经济最明显和最不同寻常的特点之一（Mark V. Pauly, "Taxation, Health Insurance, and Market Failure in the Medical Economy", *Journal of Economic Literature*, Vol. 24, No. 2, June 1986: 629-675）。

③ Joseph P. Newhouse, "An Iconoclastic View of Health Cost Containment", *Health Affairs*, Supplement 1993: 152-171.

入 21 世纪，美国的医疗卫生支出出现反弹，增长速度逼近 20 世纪 90 年代以前的水平，而且严重偏离 GDP 的增长速度(表 4-1)。

表 4-1　美国的卫生总费用(NHE)与国内生产总值(GDP)的变化情况：1960~2002 年

年份	1960	1965	1970	1975	1980	1985	1990	1995
卫生总费用（10 亿美元）	26.9	41.1	73.2	130.7	247.3	428.7	699.4	993.4
卫生总费用年增长率（%）	—	8.9	12.2	12.3	13.6	11.6	10.3	7.3
GDP 的年增长率（%）	—	6.4	7.6	9.5	11.3	8.5	6.6	4.8
年份	1996	1997	1998	1999	2000	2001	2002	
卫生总费用（10 亿美元）	1 039.4	1 088.2	1 149.1	1 222.6	1 309.4	1 420.7	1 553.0	
卫生总费用年增长率（%）	4.6	4.7	5.6	6.3	7.1	8.5	9.3	
GDP 的年增长率（%）	5.4	5.9	4.9	4.4	3.7	0.5	2.2	

资料来源：1998 年以前的数据见 U. S. Department of Health, Education, and Welfare, Public Health Service, Health Resource Administration, National Center for Health Statistics. *Health*, *United States*, *2000*. Washington, D. C.：U. S. Government Printing Office, 2001：322；1998 年以后的数据见 U. S. Census Bureau. *Statistical Abstract of the United States*：2004-2005：93, No. 115；427, No. 644, http：//www.census.gov/prod/www/abs/statab. html.

费用规模的变化也表现出相似的特点，既有快速的增长，也有缓慢的爬升，甚至在某些年份还出现了下滑，但总体水平是向上增长的。因此，尽管各国费用变化的细节不尽相同，但从总体上看都是向右上方倾斜的一条曲线(图4-1)。

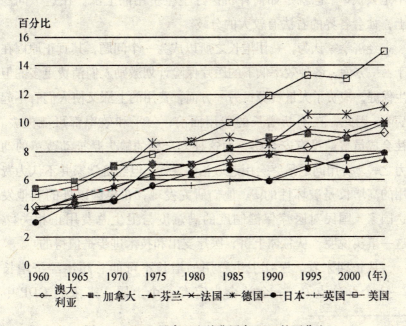

图4-1 OECD国家卫生总费用占GDP的百分比

资料来源：*OECD Health Data 2005*. www.irdes.fr/ecosante/OECD/500.html.

费用的长期增长(绝对数量的增长)与短期波动(增长率的变化)表现出一定的周期性[1]。导致费用周期性变化的原因我们将在下文分析。

二、对医疗卫生费用增长的评价

面对不断上涨的医疗卫生费用，人们经常会问两个问题：一

---

[1] David M. Cutler, "Equality, Efficiency, and Market Fundamentals: The Dynamics of International Medical-Care Reform", *Journal of Economic Literature*, Vol. 40, No. 3, Sep. 2002: 881-906.

是目前的医疗卫生开支是不是太高；二是医疗卫生开支的增长是不是太快①。也就是如何评价医疗卫生费用的上涨。在这个问题上，社会各界的看法有较大的分歧。

经济学家认为，费用增长之所以成为一个问题，其真正原因在于：一方面，各种效率低下的医疗保险计划激励人们消费更多的卫生保健，浪费了大量资源；另一方面，费用的上涨又使人们看不起病②。因此，在不断增长的费用面前，公平和效率都可能失去。社会成员普遍没有安全感，而这种安全感的缺失是推动改革的动力之一。费用问题最终会引起政治关注③。但经济学家并不认为费用的高增长是破坏性的④。他们研究发现，在美国以外的其他发达国家，国民对医疗保健制度的满意度与卫生总费用正相关⑤。这一事实说明，从总体上讲，医疗支出和技术进步是值得的⑥。

从长期来看，医疗卫生费用的增长不可能总超出经济增长2~3个百分点⑦。一个社会肯定有一个上限，来限制 GDP 中

---

① David M. Cutler, "The Cost and Financing of Health Care", *American Economic Review*, Vol. 85, No. 2, Papers and Proceedings of the Hundredth and Seventh Annual Meeting of the American Economic Association (May, 1995): 32-37.

② Henry J. Aaron, "Should Public Policy Seek to Control the Growth of Health Care Spending?" *Health Affairs*, 8 January 2003, Web Exclusive: 28-36.

③ Mark V. Pauly, "Taxation, Health Insurance, and Market Failure in the Medical Economy", *Journal of Economic Literature*, Vol. 24, No. 2, June 1986: 629-675.

④ Stuart H. Altman, et al., "Health Care Spending: An Analytical Forum", *Health Affairs*, January/February 2003, Vol. 22, No. 1: 12.

⑤ David M. Cutler, "Equality, Efficiency, and Market Fundamentals: The Dynamics of International Medical-Care Reform", *Journal of Economic Literature*, Vol. 40, No. 3, Sep. 2002: 881-906.

⑥ David M. Cutler, and Mark McClellan, "Is Technological Change in Medicine Worth It?" *Health Affairs*, September/October 2001, Vol. 20, No. 5: 11-29.

⑦ Joseph P. Newhouse, "Medical Care Costs: How Much Welfare Loss?" *The Journal of Economic Perspectives*, Vol. 6, No. 3, Summer 1992: 3-21.

的医疗卫生开支①；如果费用增长过快，经济最终会限制它，因为经济对医疗卫生费用增长的汲取能力是有限的，从此意义上讲，医疗卫生费用的增长不具有可持续性(sustainability)。

如果说经济的汲取能力是一种"自然"的界限的话，社会的支付意愿则是限制医疗卫生费用增长的主观的边界，这种支付意愿取决于社会对医疗卫生支出的机会成本的价值判断，也就是通过比较医疗卫生支出的边际收益与它所取代的其他资源的边际收益，据此来评价医疗卫生支出的得失和价值，进而确定合理的支付规模。一个社会可以根据自己的意愿和偏好来分配用于医疗卫生服务的资源，这种资源的分配和使用既可以在经济的汲取能力之内，甚至还可以透支经济的汲取能力。因此，就医疗卫生支出而言，社会的价值观和分配问题比其支付能力更重要②。

总之，医疗卫生费用增长的影响主要集中在两个方面，从宏观经济的角度讲，卫生支出相对于 GDP 的高速增长，会降低非卫生支出占 GDP 的水平；从微观经济的角度看，卫生支出相对于 GDP 的增长率的差距会产生经济悲剧，就是让低收入者买不起保险③。这两个方面都会影响医疗卫生费用的支付能力(affordability)，从而加大医疗改革的压力。

---

① Uwe E. Reinhardt, et al., "Cross-National Comparisons of Health System Using OECD Date, 1999", *Health Affairs*, May/June 2002, Vol. 21, No. 3: 169-181.

② Michael E. Chernew, et al., "Increased Spending on Health Care: How Much Can the United States Afford?" *Health Affairs*, July/August 2003, Vol. 22, No. 4: 15-25.

③ Uwe E. Reinhardt, et al., "US Health Care Spending in An International Context", *Health Affairs*, May/June 2004, Vol. 23, No. 3: 10-25.

第二节 医疗卫生费用增长的原因

一、医疗卫生费用增长的机制与模型

对费用增长原因的研究,至少要回答三个问题:影响医疗卫生费用的因素有哪些;它们是如何推动费用上涨的;各自的影响权重有多大。但是,要准确地回答这三个问题,其实并不容易,特别是对第三个问题的回答,分歧很大。挑战主要来自两个方面,一是经验数据的获得;二是方法论,采用不同的计算方法,得出的结论也会有所不同。为了清楚地阐明医疗卫生费用增长的原因,我们先对费用增长的影响因素作一梳理,然后借助一个简单的模型来分析这些因素是如何推动费用上涨的,最后介绍美国经济学家纽豪斯(Joseph P. Newhouse)对各因素的影响权重所做的计量研究,以此为基础,结合其他学者所做的经验研究来揭示导致费用上涨最重要的原因是什么。

影响费用增长的因素有很多,主要包括人口老龄化、保险的发展、收入的增加、技术的进步、要素生产率的提高、提供者文化、供方诱导需求以及社会的价值观等。这些因素的影响作用非常复杂,而且不会直接表现为费用的增长,它们通过影响决定费用增长的两个重要变量——医疗卫生服务的价格和数量——来影响医疗卫生开支的变化。

医疗支出与医疗服务的价格和数量之间的关系可以用下面一个模型表示出来:

$$C = P \cdot Q$$

式中:C 代表医疗支出;P 代表医疗服务价格;Q 代表提供医疗服务的数量。

不难看出，医疗支出的增长来自医疗服务的价格和数量的增长。在上面列举的诸多因素中，既有影响价格变化的，也有增加需求和供给数量的，还有同时影响价格和数量变化的。我们择其要者做一简单的分析。

二、推动费用上涨的因素分析

人口老龄化所带来的最直接的后果就是老年人急症治疗和长期护理需要的增加。这就意味着老年人比其他人口有更大的卫生保健需求。据估算，老年人的人均医疗卫生支出是其他人口的4倍。因此，在其他条件不变的情况下，老年人口的增加将导致总费用的增长。

保险是为了规避医疗服务市场中的不确定性所带来的风险而产生的。但是，由于保险制度不完善以及道德风险（moral hazard）的存在，保险范围的扩大和保险计划的变化给医疗卫生费用带来了巨大影响。一方面，由于有了医疗保险，参保人员只需承担部分的医疗成本，这使得他们对医疗服务市场的价格变得不敏感，价格意识降低，从而促使其增加就医机会和次数，更多地和更频繁地享受医疗服务。据估计，有保险的人比相同健康状况而没有保险的人，所接受的医疗服务要多40%[1]。另一方面，医疗服务的提供方（医院和医生）在经济利益的驱动下，尽可能多地向患者提供医疗服务。总之，以保险为基础的第三方支付制度"损害了价格机制所具有的有效分配医疗服务的能力"[2]，既刺激了医疗服务的需求，又促进了医疗服务的供给，使医疗服务的边际社会收益

---

[1] Henry A. Shenkin, *Medical Care Reform: A Guide to Issues and Choices.* Santa Monica: Oakvale Press, 1994: Xii.

[2] 大卫·N·海曼：《公共财政：现代理论在政策中的应用》，章彤译，中国财政经济出版社2001年，第309页。

低于其边际社会成本，从而导致医疗卫生资源的浪费和费用的上涨。

19世纪末德国经济学家瓦格纳（Adolph Wagner）提出了一个假说：在经济发展过程中，社会对政府服务的需求将有绝对和相对的增长；政府服务的增长速度将快于收入的增长速度。这就是所谓的瓦格纳法则。如果说瓦格纳法则体现的还只是早期的"工业主义逻辑"（logic of industrialism）的话，美国学者加尔布雷斯（J. K. Galbraith）的论述则更为明确。他认为，在某个历史时期，经济增长的良好状况成为要求扩大经济、保障利益的主要理由①。1950～1970年是美国经济发展的黄金时期，这一时期福利支出的增长也是最快的。美国两大公共医疗计划（Medicare 和 Medicaid）就是在这一时期开始实施的；医疗费用的快速上涨及挥之不去的费用问题也是从这一时期开始的。这不应该被看做是一种巧合。但是，收入的增加对医疗卫生费用到底有多大的影响，还取决于收入弹性的大小。

技术变革对医疗卫生费用的影响具有普遍意义，是各国面临的共同问题与挑战。因为在不同的保险计划、不同的支付方式下，费用同样都在增长，这表明，有共同的原因在推动，这就是技术的变革；跨国研究也表明，技术变革是推动费用上涨的共同原因之一②。同汽车、飞机、电视、计算机等领域一样，医疗技术的进步可能会降低价格，但总支出会迅猛增长③。技术变迁通过三

---

① 转引自约翰·F·沃克、哈罗德·G·瓦特：《美国大政府的兴起》，重庆出版社2001年，第264页。

② David Mechanic, and David A. Rochefort, Comparative Medical Systems. *Annual Review of Sociology*, Vol. 22, 1996: 239-270.

③ Henry J. Aaron, The Unsurprising Surprise of Renewed health Care Cost Inflation. *Health Affairs*, 23 January 2002, Web Exclusive: 85-87.

种机制,即现行技术的高强度使用、新技术的引入和新技术的广泛应用,来推动费用上涨①。而追求高质量的医疗卫生服务的社会价值观和职业文化又加速了技术的创新和使用。但是,我们也应该看到,尽管技术变迁是全球卫生保健的共同特点,但由于医疗卫生体制的不同,各国的技术变迁模式差异很大,由此产生了重要的经济和健康后果,表现出不同的费用增长态势和健康产出特点②。

要素生产率的提高与医疗服务价格的上涨也是推动费用增长的一个重要原因。其中,由劳动力市场的供求关系和劳动力成本所决定的劳动力价格是一个重要的变量。对医疗卫生领域的专业人士(主要是医生)的支付水平偏高在许多国家被认为是导致费用上涨的原因之一。

如果说医生的收入对医疗卫生服务的价格的影响还可以比较准确地计量的话,比这种影响更深远、更难估算的是医生对费用的间接影响。这种间接影响来自两个方面:一是供给诱导需求;二是医生的职业行为。自从阿罗(Kenneth J. Arrow)1963 年发表那篇经典论文③以来,人们对医疗服务市场中的信息问题、委托-代理关系、道德风险有了更深刻的认识。同时,专业人士在提供服务的过程中还面临所谓的"技术强制",也就是偏好为改善临床效

---

① Annetine Gelijns, and Nathan Rosenberg, The Dynamics of Technological Change in Medicine. *Health Affairs*, Summer 1994: 28-46.

② The Technological Change in Health Care (TECH) Research Network, Technological Change around the World: Evidence from Heart Attack Care. *Health Affairs*, May/June 2001, Vol. 20, No. 3: 25-42.

③ Kenneth J. Arrow, "Uncertainty and the Welfare Economics of Medical Care", *American Economic Review*, December 1963, Vol. 53, No. 3: 41-73.

果而提供医疗干预①。这都会增加医疗卫生服务的使用数量，并推动技术革新，从而导致费用的上涨。因此，阿罗指出，在医疗保险中，费用并不完全由个人所患的疾病决定，它还取决于医生的选择和他们使用医疗服务的意愿；完全靠医生来控制费用远非万全之策，因为医生常常处于失控的状态②。有学者估算，医生的费用虽然只占卫生总费用的 1/5，但它们可以影响 70% 的支出③。

各国除了要面临共同的原因所带来的费用增长压力外，还会因制度安排和医疗卫生政策的不同，各自有自己特殊的费用增长原因，表现出不同的费用增长模式。以美国为例，由于美国实行的是多元化、混合型的医疗保障制度，其管理成本（administrative costs）④远远高出实行全民医疗保险计划和单一支付制度的其他发达国家。2000 年以来管理成本已成为美国医疗卫生费用中增长最快的部分。其中，保险管理费（insurance overhead）2001 年增长了 12.5%，2002 年又猛增了 16.8%，大大高于美国医疗卫生费用的增长速度。另外，为了防范医疗事故所带来的风险，美国每年用于医疗事故保险和"防御性医学"（defensive medicine）等方面的开支高达上千亿美元，占美国卫生总费用的 10% 以上。这些对病人

---

① Michael E. Chernew, Peter D. Jacobson, Timothy P. Hofer, Keith D. Aaronson, and A Mark Fendrick, "Barriers to Constraining Health Care Cost Growth", *Health Affairs*, Nov./Dec. 2004, Vol. 23, No. 6: 122-128.

② Kenneth J. Arrow, "Uncertainty and the Welfare Economics of Medical Care", *American Economic Review*, December 1963, Vol. 53, No. 3: 41-73.

③ Howard L. Smith, Myron D. Fottler, and Borje O. Saxberg, "Cost Containment in Health Care: A Model for Management Research", *The Academy of Management Review*, Vol. 6, No. 3, July 1981, 397-407.

④ 医疗卫生领域的管理成本包括四部分：交易成本、利润管理成本、营销成本和规章制度的制定与执行方面的成本。

益处不大，甚至是浪费和没有效率的开支却推高了医疗卫生服务的价格，因此，为美国人所诟病。

在费用增长的长期趋势中，影响因素非常多，作用机制也比较复杂。那么，到底哪一个是最重要的影响因素呢？对这个问题的回答既可帮助我们解开费用增长的谜团，认识费用增长的一般规律和费用控制的困难之处，同时也有助于我们制定针对性更强的费用控制措施。但是，由于数据和方法论方面的限制，对这一问题的研究并不多见。但美国学者 Newhouse 的研究无疑是其中的一个亮点。Newhouse 在 20 世纪 90 年代初发表了引用率较高的两篇论文①，系统地阐述了他对医疗卫生费用的看法。Newhouse 的研究思路是：先确定影响费用增长的因素，在假定技术不变的情况下，分析这些因素对费用变化的影响权重，最后确定技术变化所带来的影响。他研究发现：人口老龄化、保险、收入的增加、供方诱导需求、要素生产率的提高等因素对医疗费用 50 年（1940～1990 年）来增长的影响只有 25%～50%，其余的就应由技术变革来解释②。也就是说，技术变革对医疗卫生费用的影响超过 50%，对医疗卫生费用的增长起决定性作用。

尽管有不少学者对 Newhouse 的计算方法和技术推动费用上涨

---

① Joseph P. Newhouse, "Medical Care Costs: How Much Welfare Loss?" *The Journal of Economic Perspectives*, Vol. 6, No. 3, Summer 1992" 3-21; and J. P. Newhouse, "An Iconoclastic View of Health Cost Containment", *Health Affaires*, Supplement 1993: 152-171。其前期的相关研究成果还包括：J. P. Newhouse, *The Erosion of the Medical Marketplace*, Santa Monica, Calif.: RAND, December, 1978; and J. P. Newhouse, "Has the Erosion of the Medical Marketplace Ended?" *Journal of Health Politics, Policy and Law*, Summer 1988: 263-278。

② Joseph P. Newhouse, "Medical Care Costs: How Much Welfare Loss?" *The Journal of Economic Perspectives*, Vol. 6, No. 3, Summer 1992: 3-21。

的结论提出了质疑①,但多数学者的看法与 Newhouse 一致。据 1995 年时任美国经济学会会长的福克斯(Victor R. Fuchs)对 50 名经济学家进行的一次调查,81% 的经济学家同意下面这样一个观点:"过去 30 年,医疗卫生事业占 GDP 份额不断上升的首要原因是医疗技术的变化"②。佩顿(Edgar A. Peden)和弗瑞兰德(Mark S. Freeland)所做的经验研究也得出了同样的结论,1960~1993 年,美国人均医疗费用增长了 373%,其中 70% 应归因于受技术的诱导。而一些普通变量,如保险计划的扩展、年龄和性别结构的变化、人均可支配收入的增加等,对人均医疗费用的增长虽然也有积极影响,但权重只有 30%③。

第三节 费用控制的理念与措施

如前所述,医疗卫生费用的上涨是多种力量推动的结果;如果不加以控制,其结果将是灾难性的。但如何控制不断上涨的医疗卫生费用? 长期以来,政治家、学者、医务人员以及社会民众一直争论不休,意见分歧很大。从各国实施的林林总总的费用控

---

① Peter J. Neumann 等人认为,关于技术推动费用的争论其实是一种误导,因为,技术本身不会提高价格,而是相关的制度在起作用;而且不管制度如何,问题的关键不是费用上升本身,而是在消耗资源的同时社会获得了什么(Peter J. Neumann, et al., "From Principle to Public Policy: Using Cost-Effectiveness Analysis", *Health Affairs*, Summer 1994: 206-214); Victor Fuchs 则对 Newhouse 的计算方法提出了质疑,认为他低估了人口老龄化对费用的影响(Joseph P. Newhouse, "Medical Care Costs: How Much Welfare Loss?" *The Journal of Economic Perspectives*, Vol. 6, No. 3, Summer 1992: 3-21)。

② Victor R. Fuchs, "Economics, Values, and Health Care Reform", *America Economic Review* 1996, 86(1): 1-24.

③ Edgar A. Peden, and Mark S. Freeland, "A Historical Analysis of Medical Spending Growth, 1960-1993", *Health Affairs*, Summer 1995: 235-247.

制措施来看，大致可以分为两类：一类是依靠政府管制来控制费用；另一类是通过引入市场竞争，建立激励机制来控制费用。在美国，这个世界上医疗费用最昂贵的国家，主流经济学家认为，竞争和激励是最好的费用控制办法；医疗服务的提供方有条件地支持市场竞争的方法；政府则偏好直接干预①。但不管怎样，单单从费用控制的效果来看，政府管制似乎好于竞争和激励的市场方法。德国、日本、加拿大、英国等国家通过管制控制费用取得了成功；美国老年人医疗保险计划（Medicare）人均支出的下降趋势也表明，政府的管制措施已经发挥了作用②。

一、政府管制

（一）政府管制的理念

社会各界关于费用控制措施的争论实际上可以看做是经济学中经典的政府与市场之争的一个实例。支持政府管制的人主要依据以下三点理由③：

第一，同其他产业的市场一样，医疗服务市场有许多缺陷，如信息不对称所导致的市场力量不对称分布、第三方付费制度所造成的扭曲、公众获得医疗服务和医疗保障的机会有差异等，这就是所谓的"市场失灵"（market failures），其结果既有损于效率，

---

① Uwe E. Reinhardt, "Health Insurance and Cost-Containment Policies: The Experience Abroad", *American Economic Review*, Vol. 70, No. 2, Papers and Proceedings of the Ninety-Second Annual Meeting of the American Economic Association (May, 1980): 149-156.

② Thomas Bodenheimer, "The Not-So-Sad History of Medicare Cost Containment as Told in One Chart", *Health Affairs*, 23 January 2002, Web Exclusive: 88-90.

③ Kant Patel and Mark E. Rushefsky. *Health Care Politics and Policy in America*, 2nd ed. Armonk: M. E. Sharpe, Inc. 1999: 164-165.

也有失公平。这样,需要政府进行干预,以消除市场失灵,改进市场表现,从而达到减少费用,实现公平的目的。

第二,同其他经济市场相比,医疗服务市场又有许多不同的地方,主要体现在医疗服务的消费者同提供者以及医疗产品之间的独特关系上。在医疗服务过程中,医生控制着供求双方,他们既是病人的代理人,为病人购买服务提供建议,同时又是这些服务的提供者;医生不仅影响单个病人的费用决定,而且影响整个机构费用的增长和膨胀。医疗服务市场的这种特殊性源于"消费者无知"(consumer ignorance)①。因此,消除医疗市场的信息赤字,减少医疗服务同其他商品和服务的差异,归根结底是一个政治问题②。

第三,公共管理有三个重要的价值取向:政治责任、公众参与和公众获取信息。公共管理的过程就是实现这三种价值的过程③,它们都有助于控制医疗卫生费用。

总之,如果市场无法降低费用的增长率,政府的干预就是必要的了④。这是自由主义经济学家也能接受的观点。

政府通过直接干预,从两个方面来控制费用:(1)降低医疗卫生服务的价格;(2)减少医疗卫生服务的数量。价格与数量显性相

---

① Mark V. Pauly, "Is medical Care Different?" in Warren Greenberg (ed.), *Competition in the Health Care Sector: Past, Present, and Future.* Germantown, Maryland: Aspen Systems Corporation, 1978: 33.

② Mark V. Pauly, "Is Medical Care Different? Old Questions, New Answers", *Journal of Health Politics, Policy and Law* 13, No. 2, Summer 1988: 227-237.

③ Stephen M. Weiner, "On Public Values and Private Regulation: Some Reflections on Cost Containment Strategies", *Milbank Memorial Fund Quarterly/Health and Society*, Vol. 59, No. 2, Spring 1981: 269-296.

④ Joseph P. Newhouse, "Medical Care Costs: How Much Welfare Loss?" *The Journal of Economic Perspectives*, Vol. 6, No. 3, Summer 1992: 3-21.

关。价格的变化必然带来数量的变化；但价格的降低并不必然导致供给的减少①。这就要求政府双管齐下来控制费用。

但管制的实施及其效果与各国政府的权威有关。

(二)政府管制措施

政府管制主要有三种方式，即设施和服务管理、效用管理以及价格管制。所谓设施和服务管理，就是对提供医疗及相关服务的机构、设施、设备、医务人员等实行严格的审批和控制，以避免医疗机构和医务人员数量的盲目扩张和膨胀，杜绝医疗资源的不合理配置所带来的低效和浪费。美国联邦政府于20世纪70年代初实行的"需求证明法"(Certificate-of-need Law)就是一种典型的设施和服务管理措施。需求证明法的主要目的在于限制医疗设施服务方面不必要的投资。它要求医院在证明有"社会需求"，并获得费用额度的批准后，才能扩建医疗设施，增加医疗设备，扩展医疗服务。同时，需求证明法还规定了严格的市场准入制度，除非确实有新的需求，才允许新的行医者进入医疗服务市场。

如果说设施和服务管理是对医疗机构的基本建设和专业人士的市场准入设立门槛的话，效用管理就是对进入这道门以后的医疗服务活动实行严格的监督和管理，帮助和促使从业人员制定最优的治疗和服务方案，以挤掉医疗服务活动中的水分，使其成本效益得到优化。如前文所述，专业人士的医疗服务活动对医疗卫生费用有重要影响，同时这又是一个专业性强、弹性很大的环节，因此，效用管理非常重要但难以控制。美国曾批准成立200多个

---

① David M. Cutler, "Equality, Efficiency, and Market Fundamentals: The Dynamics of International Medical-Care Reform", *Journal of Economic Literature*, Vol. 40, No. 3, Sep. 2002: 881-906.

地方性的专业标准评估组织(Professional Standards Review Organization, PSRO)，旨在建立同行评议(peer review)机制①，提升医疗服务的效率和效果，控制政府资助的医疗项目的费用。这些专业标准评估组织负责评议和监督病人所接受的医疗服务，决定这些服务的必要性、专业质量和传递方式。它们还有权拒绝向医生付费，从而消除不必要的治疗和机构服务，减少联邦政府的医疗卫生开支。

价格管制就是对医疗机构的收费、收益和保险费率等进行直接干预，以达到控制费用的目的。价格管制是一种常用的费用控制措施，但形式多样，既有对具体服务项目、药品、险种等的定价制度，也有对医疗机构的总额预算制(globe budget)、预期支付制度(prospective payment system, PPS)等措施。

各国对费用的关注始于20世纪70年代中期。大多数国家采用的措施是公共干预。虽然形式各异，但目标是一致的：即卫生总费用的增长锁定GDP的增长，这至少是一个长期目标②。

从一段时期来看，政府管制的办法并不算失败。但是，20世纪90年代以来，各国对管制和配给模式的热情不断削减，主要有三个原因：(1)有限供给与无限需求之间的矛盾；(2)政府管制缺乏效率；(3)政府管制所带来的一次性费用降低与长期费用增长之间的关系和矛盾，这是结构性特征。因此，实施费用管制的国家在经历了10年的低费用增长后，费用又开始快速增长，反弹的主

---

① 后来，PSRO更名为同行评议组织(PRO)。

② Uwe E. Reinhardt, "Health Insurance and Cost-Containment Policies: The Experience Abroad", *American Economic Review*, Vol. 70, No. 2, Papers and Proceedings of the Ninety-Second Annual Meeting of the American Economic Association (May, 1980): 149-156.

要原因是医疗技术的推动，这是这些国家所无法控制的①。

二、竞争和激励

(一)竞争和激励的理念

在自由的医疗服务市场中，并不缺乏竞争和激励；市场的自由发展既可提高资源的配置效率，同时也会导致市场失灵的情况发生，其中包括医疗卫生费用的非理性上涨。也就是说，市场中业已存在的一些竞争和激励不仅不能有效抑制费用的上涨，反而会成为费用上涨的推动力。例如，医疗机构和医生之间的竞争导致了更多、更尖端的医疗干预的开发和提供，这是推动费用上涨的重要原因之一；道德风险和第三方付费制度也是费用上涨的重要诱因，它们对当事人有不同程度的激励。政府管制通过政策工具的运用和强制力的施加，对医疗服务市场中相关利益主体的行为进行规范，对市场所形成的资源配置格局进行调整和改变。这样，政府管制在控制费用的同时，也不可避免地破坏了市场机制，由此招来批评和反对。

反对政府管制的人认为，全面的管制会增加成本，从而导致实际费用的增加。同时，政府按需求平等的原则配置医疗卫生资源是没有效率的，会阻碍技术进步，产生垄断价格。而且，大量存在的结构问题和激励因素会阻碍好的管制措施的实行②。通过

---

① David M. Cutler, "Equality, Efficiency, and Market Fundamentals: The Dynamics of International Medical-Care Reform", *Journal of Economic Literature*, Vol. 40, No. 3, Sep. 2002: 881-906.

② Walter McClure, "Structure and Incentive Problem in Economic Regulation of Medical Care", *Milbank Memorial Fund Quarterly/Health and Society*, Vol. 59, No. 2, Spring 1981: 107-144.

引入竞争机制,改变以往的市场激励方式,向消费者提供真正有费用影响的多种选择,创造公平的市场竞争条件,可以有效改变当事人的行为反应,改善医疗市场的经济表现,从而控制医疗卫生费用①。

如果说政府管制是一种硬约束的话,竞争和激励就是一种软约束。它们通过改变市场环境,以一种无形的力量促使当事人做出更经济、成本效益更高的选择和决定。在这种市场环境中,虽然没有硬性的规范和制约②,但压力却无处不在。

竞争和激励的理念是通过对政府管制的批评提出来的,但这一理念同样也遭到了置疑和反对。从理论上讲,竞争的方法在技术上和政治上都是不稳定的,而且医疗服务市场常常是由交易的一方所操纵的"伪市场"(pseudo-markets),支持竞争的人往往过于强调有利的结果;从实际来讲,以医生为代表的专业人士大多反对实施反垄断战略,因为他们从政府资助的医疗项目和他们所控制的管理计划中获取了巨大的经济利益,自由市场机制会降低他们的经济福利③。

(二)竞争和激励措施

由道德风险、第三方支付制度等原因引起的费用上涨,从本质上讲,可以看做是一种外部性。这种外部性是由个人与社会的

---

① Alain C. Enthoven, "Competition in the Marketplace: Health Care in the 1980s", in James R. Gay and Barbara J. Sax Jacobs (eds.), *Competition in the Marketplace: Health Care in the 1980s*, New York: Spectrum Publication, 1982: 18-19.

② 这里并不排除为保证公平竞争而采取的监督和干预措施,如反垄断法等。

③ Paul Starr, "Changing the Balance of Power in American Medicine", *Milbank Memorial Fund Quarterly/Health and Society*, Vol. 58, No. 1, Winter 1980: 170.

成本和收益分离造成的。而当市场各方不需要面对他们行动的成本时，宏观效率和费用控制都会削弱[1]。解决这种外部性最好的办法就是将其内部化。尽管通过建立竞争和激励机制控制费用的方法多种多样，但基本的理念是相同的，那就是将当事各方置于一定的财政风险之下，激励其做出规避风险，将收益最大化的理性选择。这种选择既可在不同的产品和制度安排间做出，也可是当事人的行为反应和制度创新。下面是几种有代表性的竞争和激励措施。

1. 健康维持组织（Health Maintenance Organization, HMO）计划。HMO 是将第三方支付制度的外部性内部化的一种典型做法。它的特点是，将医疗服务的提供方和医疗保险方融为一体，让医生直接面对治疗成本。其基本做法是，事先收取一定的费用（人头费），然后向注册者提供所需要的各种医疗卫生服务。在控制费用的激励机制方面，HMO 与 PPS 有相同的地方，即医疗服务越经济，医疗机构的收益就越多，从而激励医疗机构减少不必要的治疗和浪费，提高效率。医疗机构的成本降低了，其"保费"也随之降低，这样，在 HMOs 市场上的竞争力也就增强了。

作为一种竞争性的预付式医疗保险模式，健康维持组织（HMO）通过以下三种方式来控制费用：（1）激励医疗机构重组，将住院、门诊等各种医疗卫生服务打通，使其融为一体；（2）在传统的卫生保健传递系统中引入竞争，鼓励医疗机构之间相互竞争；（3）通过市场机制，在不同的 HMOs 之间选取最优价格。

HMO 计划作为市场化改革的典范于 20 世纪 70 年代初在美国实行，后来为许多国家所效法。

---

[1] Nicholas Barr, "Economic Theory and the Welfare State: A Survey and Interpretation", *Journal of Economic Literature*, Vol. 30, No. 2, June 1992: 741-803.

2. 费用分担。所谓费用分担，就是让有关各方承担一定比例的边际成本，以使其边际收益接近边际成本。费用分担的比例既可是固定的，也可是弹性的；费用支出的多少与当事人的行为密切相关。可见，这是一种非常直接的激励方式，因此，为各种保险计划所普遍采用。

费用分担主要有两种形式：一种是需方费用分担；另一种是供方费用分担。这两种形式都对应着不同的赔付方式和支付方式，代表了对需方的激励和对供方的激励。

最常见的需方费用分担形式就是保险计划中起付线（deductible）、共付额（copayment）和共同保险（coinsurance）比例的设定①。最极端的需方费用分担形式是自费（完全的费用分担）和全部保险（无费用分担）。研究表明，需方费用分担作为对被保险人的一种价格激励，确实能引起被保险人的行为反应。至于这种反应的程度到底有多大，目前尚无定论②。

---

① 所谓起付线，就是被保险人在享受保险待遇之前，必须支付一定数量的费用，支付标准往往是固定的；所谓共同保险，就是一旦费用超过了起付线，被保险人要按一定比例承担部分医疗费；所谓共付额，就是被保险人对所接受的每项服务都要支付固定数量的费用，而不是按比例出资。

② 被保险人对费用分担的反应程度可以用其支出的弹性系数来衡量，也就是自费成本每增加1%，被保险人支出下降的比例。Eichner 关于这一问题的研究结论是 -0.62（Matthew J. Eichner, "The Demand for Medical Care: What People Pay Does Matter", *American Economic Review*, Vol. 88, No. 2, Papers and Proceedings of the Hundredth and Tenth Annual Meeting of the American Economic Association, May 1998: 117-121)；而其他两项类似的研究得出的弹性系数（绝对值）要小一些，分别是 -0.22（Joseph P. Newhouse, *Free for All: Lessons from the RAND Health Insurance Experimen*, . Cambridge, MA: Harvard University Press.）和 $-0.22 \sim -0.32$ 之间（Matthew J. Eichner, "Incentives, Price Expectations, and Medical Expenditures: An Analysis of Claims under Employer-Provided Health Insurance", Mimeo, Massachusetts Institute of Technology, 1997.）

针对需方的费用分担计划是为了规避需方的"道德风险",减少医疗服务利用而设计的,是对需方的一种"负激励"(negative incentive)。从一定意义上讲,需方费用分担实际上是一种费用转移手段。它增加了需方的经济负担和财政风险,由此将会带来较为不利的健康后果。对健康人群来讲,费用分担计划会减少他们预防性卫生服务的需求和开支,而这一类服务对于保持健康,防止重大疾病的发生是非常必要的;对低收入的病人和有严重疾病的患者来说,费用分担计划的负面影响会更大,它将迫使这些病人在健康和财政破产之间做出选择。

需方费用分担所带来的负面影响最终将会转化为费用危机。因此,从长期来看,需方费用分担对费用的"节约"不具有持续性,费用增长的势头有可能恢复,除非医疗卫生制度的生产效率发生根本转变①。虽然以供方费用分担为代表的供方激励计划不能完全改变医疗卫生制度的生产效率,但对于提升效率、控制费用有显而易见的作用,因为供方的行为对费用有至关重要的影响,特别是当可及性公平与服务提供的效率(费用控制)这两个目标之间有冲突时,在协调两个目标方面,供方激励措施优于需方激励措施②。相对于需方费用分担而言,供方费用分担的优势在于,它在控制费用的同时,不会使患者面临财政风险。

极端的供方费用分担形式是按服务付费(fee-for-service, FFS)和免费的慈善医疗。FFS 是一种传统的支付方式,在这种

---

① Karen Davis, Gerard F. Anderson, Diane Rowland, and Earl P. Steinberg, *Health Care Cost Containment*. Baltimore: The Johns Hopkins University Press, 1990: 126.

② Randall P. Ellis, and Thomas G. McGuire, "Supply-Side and Demand-Side Cost Sharing in Health Care", *The Journal of Economic Perspectives*, Vol. 7, No. 4, Autumn 1993: 135-151.

支付方式下,供方没有任何的费用压力和财政风险,因而也起不到任何的费用控制作用;在后一种医疗模式下,由于供方要承担所有的费用①,因此,它的数量不会很多,对费用的影响也不会很大。

随着医疗卫生体制的改革,在 FFS 和慈善医疗这两种传统而极端的支付形式之间出现了多种支付方式,如按病种付费、按人头付费等。支付方式不同,激励也不一样,供方的行为反应和服务的提供也会有差异。一般来说,随着供方费用分担程度的下降,服务的数量会增加;反之,服务的数量会减少。但最终的总费用是增加还是减少,还要看服务价格的变化情况。

3. 私有化。私有化最典型的例子就是建立医疗储蓄账户(medical savings accounts,MSAs)或个人账户。医疗储蓄账户被认为是众多以激励为基础的健康保险计划中的一个典范②。它通过对消费者施加强大的激励,促使其审慎地使用日常的医疗服务,并选择健康的生活方式。从制度设计的原理来讲,私有化计划的激励作用源于保险资产的私有性和私有产权的确立与明晰。由于个人可以在约定的时间结束后自由支配未使用的保险资金,这就意味着个人将会获得医疗服务的低使用率所带来的回报;而这种回报的大小取决于服务的使用,因此,个人在消费医疗服务时,将面临一个隐含的价格,那就是将来红利的减少。私有化计划不仅激励个人监督自己的效用和供方的收费,而且鼓励健康的生活

---

① 当然,供方可以通过交叉补贴(cross subsidy)的方式将慈善医疗的费用转嫁给其他收费服务的人群,但这样做会提高医疗服务的价格,对供方而言仍然是有风险的。

② Dennis R. Heffley, Thomas J. Miceli, "The Economic of Incentive-Based Health Care Plans", *The Journal of Risk and Insurance*, Vol. 65, No. 3, Sep. 1998: 445-465.

方式，以减少医疗的需求，享受健康，从而提高效率，降低费用。

但是，围绕私有化计划也有很多的争论。由于这一类计划的设计赋予被保险方更多的选择权和自主权，因此，他们积极支持此类计划的实施。但是，保险方和医疗服务的提供方却表示不满和反对，他们认为，这种计划会导致"撇奶"(cream-skimming)和预防性卫生服务的减少，而且私有化本身并不意味着费用降低。从国际经验来看，私有化计划的推广面临一些障碍。

尽管管制的方法和市场竞争的方法在理论上针锋相对，但两者并非格格不入。相反，一些人认为最理想的费用控制方法是将两者结合起来使用。他们认为，市场强调的是竞争和激励，管制强调的是指导和认可。一种管制的方法要想实现既定目标，如果仅仅依靠法令，逆市场的潮流而动，是很难取得成功的；而竞争也不会自动导致效率①。因此，在强调管制的同时，要加强竞争、激励和选择，并尽量避免管理医疗卫生这个高度复杂的系统时所形成的刚性。同时，市场力量的削弱也是不可避免的，纯粹的医疗服务市场是不存在的，因此，管制作为次优(second-best)的选择也是不可避免的。对医疗卫生服务的管制不仅要控制医疗卫生系统的产出，更重要的是要改变影响医院和医生的激励因素，惟有如此，才能取得预期效果②。支持竞争战略的人将市场竞争和政府管制结合起来的方法称做"有管理的竞争"(managed

---

① Nicholas Barr, "Economic Theory and the Welfare State: A Survey and Interpretation", *Journal of Economic Literature*, Vol. 30, No. 2, June 1992: 741-803.

② Stuart H. Altman, and Sanford L. Weiner, "Regulation as a Second Best", in Warren Greenberg(ed.), *Competition in the Health Care Sector: Past, Present, and Future*, Germantown, Maryland: Aspen Systems Corporation, 1978: 339.

competition)①。

第四节 费用控制的效果和影响

一、费用控制的效果

对费用控制效果的评估需要借助长期的历史数据来判断。从前面的分析我们知道，费用变化的长期趋势是向上增长的，但在短期内有波动。作为一种抑制费用上涨的因素，费用控制措施与费用的波动有没有一定的对应关系？也就是说，费用控制措施对费用的变化有没有影响？

一个国家的卫生总费用可以分为公共医疗卫生支出和私人医疗卫生支出两部分。医疗卫生费用的上涨既可表现为公共医疗卫

---

① 美国斯坦福大学经济学教授 Alain C. Enthoven 是 managed competition 的积极倡导者和理论创始人。他从 20 世纪 70 年代末开始，通过一系列的论著，系统阐述了 managed competition 的理念和制度设想，是 90 年代初克林顿医疗改革重要的理论基础。Enthoven 的相关著述包括：A. C. Enthoven, *Health Plan*: *The Only Practical Solution to the Soaring Cost of Medical Care.* Reading, Mass.：Addison-Wesley, 1980；A. C. Enthoven, "Managed Competition in Health Care and the Unfinished Agenda", *Health Care Financing Review*, 1986 Annual Supplement：105-119；A. C. Enthoven, "Managed Competition：An Agenda for Action", *Health Affairs*, Summer 1988：25-47；A. C. Enthoven, *Theory and Practice of Managed Competition in Health Care Finance*, 1987, Professor Dr. F. de Vries Lectures, North-Holland/American Elsevier, 1988；A. C. Enthoven and R. Kronick, "A Consumer Choice Health Plan for the 1990s：Universal Health Insurance in a System Designed to Promote Quality and Economy", *The New England Journal of Medicine*, 5 and 12 January 1989：29-37 and 94-101；A. C. Enthoven and R. Kronick, "Universal Health Insurance through Incentives Reform", *Journal of the American Medical Association*, 15 May 1991：2532-2536；and A. C. Enthoven, "The History and Principles of Managed Competition", *Health Affairs*, Supplement 1993：24-48.

生支出的增长，也可表现为私人医疗卫生支出的增长，还可以是两者同时增长。这同各个国家的医疗卫生体制有很大的关系。因此，同公共医疗卫生支出一样，私人医疗卫生支出也是衡量费用上涨的一个重要指标。当私人部门的医疗卫生支出增长到一定程度时，社会大众将普遍感到看不起病或买不起保险，这就到了该采取措施控制费用的时候了。因而，私人医疗卫生支出也是费用控制的一个重要领域，特别是在该项支出占总费用的比重较大的国家。下面我们以美国私人医疗卫生支出的变化为例证来考察费用控制的效果以及两者的关系。

从图 4-2 不难看出，在 20 世纪 60 年代中期、70 年代中期、80 年代初期和 90 年代中期这四个时期，美国的个人医疗开支降到了谷底，出现了负增长。这与各个时期的政府管制或市场激励不无关系。其中，在 1965 年，由于美国政府实施了 Medicare 和 Medicaid 两大公共医疗保险计划①，极大地减轻了个人的医疗负担，个人医疗支出随之走低。但这种局面并没有持续多长时间，到 20 世纪 60 年代末，个人医疗开支重新走高。70 年代初，美国政府开始实行工资和物价管制，在这一政策的影响下，个人医疗支出迅速回落，到 70 年代中期降到了第二个低点。但随后的反弹令美国政府束手无策，它只好放松管制，让私人部门采取"自愿行动"（voluntary effort）来控制费用。在私人部门的努力下，个人医疗支出降到了第三个低点。面对 80 年代末 90 年代初医疗卫生费用的不断上涨，美国要求进行改革的呼声越来越大，克林顿的当选以及上任后不久策划的医疗改革都是对这种社会共识的一种反应。尽管克林顿的医疗改革最终因为种种原因以失败而告终，但在同反对派的较量中政府所表现出来的决心和提交国会表决的改革计划对私

---

① 公共医疗保险计划实际上也是一种政府管制的形式。

人部门有一定的警世作用和示范效应。同时，以 HMO 为代表的有管理的照顾(managed care)计划日渐流行和趋向成熟，执行起来也更加严格和苛刻，这样，在经历了长时间的两位数的增长之后，美国的卫生总费用终于在 20 世纪 90 年代中期降到了一位数，呈缓慢爬升的态势(见表 4-1 和图 4-1)，个人医疗开支也在同期回落到了第四个谷底(见图 4-2)。但在 21 世纪初费用又出现了反弹。

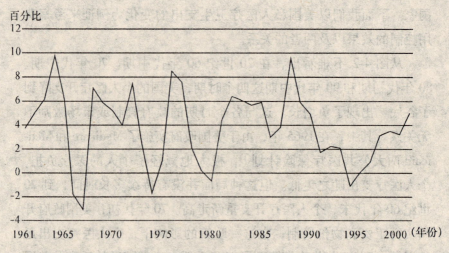

图 4-2 美国人均私人医疗支出的年度变化(1961~2000 年)

资料来源：Drew E. Altman, and Larry Levitt, "The Sad History of Health Care Cost Containment as Told in One Chart", *Health Affairs*, 23 January 2002, Web Exclusive: 84.

从以上分析我们可以发现，在费用控制与费用变化之间有某种关联和互动的关系。(1)费用的增长并不是不可避免的，或者说它并不是不受政府或市场影响的。(2)所有的费用控制措施对费用的影响作用都是短期的，没有长期有效的费用控制措施。(3)费用控制的作用和费用控制措施的使用有一定的周期性，费用的变化也有一定的周期性,但是,费用增长的长期趋势无法改变。这在某种程度上也说明了费用控制措施的无奈。因此,一些学者对费用控制非常悲观①,甚至有人认为费用问题是不可能解决的②。

其他发达国家的费用变化也表现出相同的特点③。尽管从长期来看,费用控制的效果非常有限,但没有控制的费用增长是不可想象的。而费用控制措施的选择要依具体国家而定。国际经验表明,直接的政府干预能降低费用增长,它也曾经是许多国家用来控制费用的第一反应,但这一措施的实施及其所能起到的效果与一个国家的政府权威有很大关系。在美国实行政府干预的医疗体制会遇到两个问题:一是社会对政府干预的容忍程度;二是由此带来的副作用。因此,消除市场扭曲,提高效率被认为是最可行的办法。如果市场扭曲消除了,每个人都会接受由这样的市场所带来的任何比率的费用增长④。当然,并不是说在美国这样的国家就完全没有实行政府干预的可能和必要,相反,为了提高费用控制的效果,各国之间相互借鉴是非常必要的。英国是世界上最早建立全民医疗保险制度的国家⑤,也是第一个实施费用控制

---

① Henry J. Aaron, Barry P. Bosworth, David M. Cutler, and Mark V. Pauly. "Economic Issues in Reform of Health Care Financing", *Brookings Papers on Economic Activity. Microeconomics*, Vol. 1994: 249-299.

② Henry J. Aaron, "Should Public Policy Seek to Control the Growth of Health Care Spending?" *Health Affairs*, 8 January 2003, Web Exclusive: 28-36.

③ 加拿大、法国、德国、意大利、英国、日本等国家的费用变化与费用控制情况请参阅 David M. Cutler, "Equality, Efficiency, and Market Fundamentals: The Dynamics of International Medical-Care Reform", *Journal of Economic Literature*, Vol. 40, No. 3, Sep. 2002: 881-906.

④ Mark V. Pauly, "Should We Be Worried about High Real Medical Spending Growth in the United States?" *Health Affairs*, 8 January 2003, Web Exclusive: 15-27.

⑤ 英国的全民医疗保险制度叫国家卫生服务(National Health Services, NHS)。

的国家，政府干预由来已久，无处不在。20世纪90年代以来，为费用问题所困扰的英国开始仿效美国，进行激励制度的改革，如增加病人分担的费用、在保险市场中引入竞争、在供方中引入激励等。

二、费用控制的影响

费用控制措施的实施对医疗卫生服务的公平性、可及性和质量都会产生不同程度的影响，甚至会形成替代关系。这种情况不仅发生在市场化程度高的美国，在政府介入相对较深的其他国家也存在。美国的医疗保障制度以公私混合、层级化、企业化、渐进性和政府有限介入为特点[1]，其费用控制措施既体现了这一特点，同时也进一步巩固了这一特点。日益严格的费用控制所带来的最直接的社会影响就是美国穷人和未保险人士就医机会的减少。过多地控制费用也会导致相关研究经费和收益的减少，从而减弱对医学研究的激励，因此，减少浪费和提高治疗的边际价值的政策同时也会阻碍技术进步[2]。

在一些欧洲国家实行的总额预算制（globe budget）是一种有代表性的费用控制措施，它也会带来一些问题，如医疗服务的配给问题、制约技术进步的问题，以及价格管制所带来的扭曲等。当普及性的保险使得价格管制成为不可避免的选择时，这些国家将面临两种结果：一是医疗能力的提升和相应的成本将超过社会支付的意愿；二是由于预算约束的刚性，社会要承受定价误差所导

---

[1] 参见张奇林：《美国医疗保障制度研究》，人民出版社2005年，第24~29页。

[2] David M. Cutler, and Mark McClellan, "Is Technological Change in Medicine Worth It?" *Health Affairs*, September/October 2001, Vol. 20, No. 5: 11-29.

致的后果①。

第五节 结论与启示

由于医学和技术的发展，人口结构的变迁（特别是人口老龄化），疾病谱的变化，公众预期的提升，以及医疗需求对国民经济的影响，使各国的医疗保健制度面临共同的费用压力，政治回应是必不可少的。但由于价值判断、社会预期和医疗卫生体制的差异，各国在控制医疗卫生费用方面面临不同的选择，所做出的政治回应是不相同的。通过对相关理论的厘清和对发达国家费用控制实践的总结，我们认为有几个基本的价值理念值得遵循和借鉴：

第一，要消除急功近利的思想。因为费用问题的产生有极其复杂的原因，费用变化有周期性，因此，解决费用问题绝对没有简单的或一劳永逸的方案。

第二，政府与市场、管制与竞争是控制费用的两种主要工具，到底谁做得更好很难评说②。虽然政府管制越来越不受欢迎，但用自由放任的方法解决医疗问题也是不能容忍的。在激励与管制之间寻求平衡才是最为重要的。

第三，解决费用问题必须要有全局观。70多年前就有人说过，"卫生体制不是可以孤立地研究的一个问题，它是文化的一部分，

---

① Joseph P. Newhouse, "An Iconoclastic View of Health Cost Containment", *Health Affairs*, Supplement 1993: 152-171.

② 单纯从费用控制的效果来说，政府管制要好于市场竞争，但从政府管制所带来的后果以及费用变化的周期性来看，政府管制是否真正好于市场竞争就很难说了。

它的组织安排与整个社会密不可分。"①要实现费用的可持续增长,需要消费者、雇主、保险方、医疗方和政府共同行动来控制费用;减小费用变化的幅度,对各方来说都是有利的,同时也是可以接受的,否则会损害各方的利益。面对公共医疗开支或私人医疗开支的快速增长,进行局部的改革是很不幸的②;历史经验证明,控制整个制度的费用才是值得期待的③。

第四,费用控制方案的设计和选择要依各国的具体情况而定,没有统一的模式。

第五,从医疗卫生费用的未来走势来看,技术进步仍将是推动费用上涨最主要的动力,既要鼓励技术创新,又要限制技术应用,这是各国政府面临的两难问题,毕竟在医疗创新和费用控制之间存在冲突。关于技术变革与费用上涨的关系,我们将在下一章详细分析。

---

① 转引自 Victor R. Fuchs, "Economics, Values, and Health Care Reform", *America Economic Review* 1996, 86(1): 1-24。
② Randall P. Ellis, and Thomas G. McGuire, "Supply-Side and Demand-Side Cost Sharing in Health Care", *The Journal of Economic Perspectives*, Vol. 7, No. 4, Autumn 1993: 135-151.
③ Joseph P. Newhouse, "An Iconoclastic View of Health Cost Containment", *Health Affairs*, Supplement 1993: 152-171.

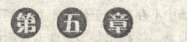

全民医疗保障的理论与实践

所谓全民医疗保障就是通过保险、救助等形式向全体社会成员提供医疗卫生服务的一种医疗保障制度。虽然许多国家选择和建立的全民医疗保障模式不一样，但从本质上讲，全民医疗保障是一种实物转移计划，它有助于增进市场效率，实现社会公平。

第一节 全民医疗保障的理论解读

一、全民医疗保障是弥补市场失灵的必然选择

每个人都会面临疾病的风险。疾病发生的不可抗拒性和不可预测性以及医疗市场的信息不对称使人们产生了对疾病风险的担忧和恐惧。市场用来化解这种担忧和恐惧的方法就是提供保险，通过保险的形式来分担疾病风险带来的损失。但是，市场并不总能提供有效的医疗保险，它的有效运行不是没有条件的。

第一，投保人的标的物发生风险时应该是相互独立、互不相关的。如果不是这样的话，即一个人风险的发生会带来投保人中其他的人也发生同样的风险，保险公司就不会提供这种保险。因此，市场一般不会对诸如公共卫生问题提供保险。

第二，投保人发生风险的概率必须是小于1的，即风险不是

必然发生的。如果风险一定发生的话，市场几乎没有获利的可能，也就不会有保险的提供了。因此，对一个患有先天性疾病或者慢性病的人来说，是很难从市场上买到保险的。

第三，市场中不存在由于信息不对称而引起的逆向选择和道德风险问题。但是，医疗市场①信息不对称的特点决定了在这一市场中逆向选择和道德风险是不可避免的。由此会造成保险赔付的增多和保费的上升，而保费的上升又导致消费的不足，从而使保险的提供低效率或无效率。

第四，与医疗保险有关的概率必须为人所知或可以估算的。也就是说相关风险是适合保险精算机制的。但实际情况是，许多疾病风险是难以估算的。这就意味着市场不会提供针对这些疾病的保险。

总之，靠市场自身是无法满足这些条件的。从而决定了市场难以提供有效的医疗保险。这种状况主要表现在两个方面：一是由于低效和消费不足导致经济效率的损失；二是一部分人群在市场上买不到保险，从而牺牲了社会公平。这些都是市场失灵的表现。而市场失灵的发生恰恰是政府干预的理由。政府干预医疗保险市场的主要形式就是建立全民医疗保险制度。事实表明，政府的干预可以从多方面减少市场的低效率。比如，强制性的保险可以防止由不保险所造成的保费筹集的不足和带来的外部性；从一生下来就进行的保险可以对付先天性疾病和慢性病；对逆向选择的办法就是通过强制参保而防止风险外溢②。

二、全民医疗保障是对公民基本权利的有效保障

医疗权作为一种基本人权已为越来越多的国家所认同和关注。

---

① 如果细分的话，医疗市场可以分为医疗服务的市场和医疗保险的市场。
② 尼古拉斯·巴尔著，郑秉文等译：《福利国家经济学》，中国劳动社会保障出版社2003年，第306页。

尽管学术界对它的内涵有不同的界定，但有两点认识是基本相同的：(1)医疗权是公民应该享有的基本权利，而且公民在享有这项权利的时候必须体现公平性，即其权利主体必须是全体公民而不只是一部分公民；(2)医疗权的义务主体必须是国家和政府。全民医疗保障制度的建立既体现了政府责任，也体现了全民性，是对医疗权这一基本人权的有效保障。

但是，应该看到，全民医疗保障对医疗权的保障和实现有以下几个特点：(1)公民的医疗权是平等的，但对这一权利的实现很难做到绝对公平，即使是世界上最公平的医疗保障制度也只能做到相对公平。(2)公民的医疗权是一种相对权利，即是一种权利与义务对等的权利，其义务主体具有特定性。一方面，公民有权要求政府提供必要的医疗保障；另一方面，公民有纳税、缴费和服从管理的义务。(3)全民医疗保障的内容非常丰富和复杂，它对医疗权的实现具有一定的层次性。(4)全民医疗保障对医疗权的实现受多种因素的影响和制约，如一个国家的社会经济发展水平、社会主流的意识形态、福利文化等。因此，不同的国家对医疗权及全民医保有不同的认识和制度安排。

第二节 全球全民医疗保障的主要模式

一、全民医疗保障的分类

我们可以从筹资和服务的提供两个维度对全民医疗保障模式进行分类。全民医疗保障的筹资模式主要有四种模式，即完全自费、自愿保险、社会保险和国家出资。服务的提供模式可以分为两种，即公共部门提供模式和私人部门提供模式。从理论上讲，根据这两个维度的排列组合可以将全民医疗保障模式分为八类，但实际情况却要复杂一些。一是因为一些极端的情况几乎没有，比如，从世界范围来讲，几乎没有哪个国家完全依靠市场来提供全民医保；二是在四种筹资模式和两种服务提供模式中会出现一些细分或变异的形式，比如，提供医疗卫生服务的私人部门又可分为营利的和非营利的；有些国家实行的强制储蓄保险并不是纯粹的社会保险，它可能介于自费、自愿保险和社会保险之间，同时具有这三者的某些特点；三是很多国家的全民医疗保障制度都是混合型的，尽管这些国家全民医疗保障制度的主体特征比较鲜明。总之，实际情况比理论构想要复杂得多。

二、全球全民医疗保障的主要模式

从世界范围来看，全民医疗保障模式主要有四种：

第一种模式以英国、瑞典和意大利为代表。它们实行的是公共医疗保障制度；全民医疗保障所需资金由政府税收支付或通过工资税进行筹资；医疗卫生服务由国有医院和领取薪金的医生提供。第二种模式以德国、日本、加拿大、法国和荷兰为代表。它们实行的也是公共医疗保障制度，也一般通过工资税融资，但医疗卫生服务由私人医院和医生提供。同第一种模式相比，其复杂程度更高。第三种模式是混合型医疗保障制度。在这种制度下，没有统一的医疗保险，私人和公共医疗保险计划同时存在，而且私人医疗保险是主流的保障系统，大多数工人及其家属为雇主购买的私人保险所覆盖；政府向那些没有私人保险的人提供公共保险计划；医疗保健大多由私人医院和医生提供①。虽然美国没有建立全民医疗保障制度，但从美国医疗保障制度的现状来看，它

---

① 参见张奇林：《美国医疗保障制度研究》，人民出版社2005年，第17页。

应该是这种模式的典型代表①。如前所述，这种模式有一个明显的价值判断问题，那就是以服务的层级化来实现服务的可及性到底可不可取？第四种模式是以新加坡为代表的，以建立医疗储蓄账户为基础的全面医疗保障制度。这种模式既有社会保险的强制性特征，又是私有化的一种形式。

三、全民医疗保障制度的运行特点

从世界范围来看，目前真正建立起全民医疗保障制度的国家其实并不多（主要集中在经济发达国家），而且这些国家实行的旨在覆盖全体公民的医疗保障模式还不尽相同。这似乎表明，全民医疗保障制度的发展鲜有规律可循。但通过比较研究，我们还是可以发现其中有一些共同特点和发展规律，这对于我国建立全民医疗保障制度不乏启示。

第一，从建立全民医疗保障制度的前提条件来看，较高的经济发展水平和一个有权威的政府是建立全民医疗保障制度所必需的经济和政治条件，缺一不可。较高的经济发展水平意味着政府有足够的财力和资源来满足全民医疗保障制度建立后社会成员对医疗卫生服务的需求。这也是为什么目前世界上实行全民医疗保障制度的国家多为经济发达或较发达国家的原因。但是，从美国这个案例来看，仅有发达的经济还不足以建立全民医疗保障制度，一个有权威的政府也是必需的，毕竟全民医疗保障是一种以政府为主导的保障模式，政府的强制力、宏观调控能力和转移支付能力都面临着考验。

---

① 需要指出的是，美国能不能在现行制度的基础上逐步扩大覆盖范围，进而建立混合型的全民医疗保障制度尚有很大的不确定性。也就是说美国能否建立全民医疗保障制度或按什么模式建立全民医疗保障制度都还在激烈的争论之中，有待时间的检验。

第二，从筹资模式上看，虽然采用国家出资或全民缴纳医疗保险费的方式建立全民医疗保障制度的国家居多，但仍有多种筹资方式可供选择。在决定全民医疗保障模式的两个维度中最重要的是筹资机制，它在很大程度上决定了整个制度的架构和特征。而变数最大的也是筹资机制。一个国家提供医疗卫生服务的方式由来已久，一些要素如医疗机构的所有制形式、医生等专业人士的隶属关系在一段时间内都很难改变，可以改变的是这些要素的配置与提供服务的效率。而全民医疗保障的建立意味着一种新制度的确立，它需要有一定的创新，而这种创新更多地来自于筹资模式的改变。从全球全民医保的实践来看，筹资模式无定式，一个国家可以根据自己的国情和文化设计合适的筹资模式和制度架构，这就是政府的智慧所在。

第三，从公平和效率的考虑，建立全民医保的国家大多把重点放在初级卫生保健体系的建设上，着重向国民提供基本医疗卫生服务。这样做可以从两方面受益：一方面，基本医疗卫生服务的高成本效益可以提高稀缺的医疗卫生资源的使用效率；另一方面，保障全体国民都能享受相同的基本医疗卫生服务有助于实现社会公平，真正发挥全民医疗保障制度促进公平的作用。

第四，在支付方式上，建立全民医保的国家大多采用"第三方支付"的方式。根据第四章的分析，以保险为基础的第三方支付制度既会刺激医疗服务的需求，又会促进医疗服务的供给，使医疗服务的边际社会收益低于其边际社会成本，从而导致医疗卫生资源的浪费和费用的上涨。费用压力已成为全民医保国家面临的共同问题。因此，这些国家普遍采用了多种措施来控制保险范围扩大所带来的费用上涨。这些措施主要包括"看门人"(gate-keeper)制度、"总额预算"制度等。

第五，从全民医疗保障国家目前进行的改革来看，有一个明显的趋势,那就是这些国家的政府关注的焦点由最初的追求公平逐渐向追求效率转移,开始有意识地引入市场机制和私人部门的管理经验,走向"管理的市场化"①,以提高制度运行的效率。

第三节 中国走向全民医疗保障的现实选择

一、全民医疗保障目标的提出

中华人民共和国成立以来,我国政府高度重视人民群众的医疗保障问题,把改善和提高人民的健康水平作为重要的社会发展目标之一。由于二元经济结构的存在和影响,城乡劳动者的生产方式和生活水平有很大的差别,医疗消费水平也存在很大的差距。从这一国情出发,我国政府从成立初期就在城镇和农村实行了不同的医疗保障政策,形成了城乡分割的二元医疗保障体制。几十年来,尽管城乡的医疗保障制度几经变迁,但这种医疗保障的二元体制始终没有改变。就医疗保障的覆盖范围而言,改革开放前后出现了一些变化。据第三次国家卫生服务调查,21世纪初,我国城乡地区没有任何医疗保险的人口分别占44.8%和79%②。这两项数据都低于计划经济时代城乡医疗保障的覆盖水平。当前一些突出的医疗卫生问题与医疗保障体系的残缺不全不无关系。完善医疗保障体系,建立全民医保已提上了党和政府的议事日程。中共十六届三中全会提出了"扩大基本医疗保险覆盖面"的发展方向。2006年,中共十六届六中全会通过的《中共中央关于构建社

---

① 顾昕:"走向管理的市场化——中国医疗体制改革的战略性选择",《经济社会体制比较》,2005年第6期。

② 卫生部统计信息中心编:《中国卫生服务调查研究:第三次国家卫生服务调查分析报告》,中国协和医科大学出版社2004年,第93页。

会主义和谐社会若干重大问题的决定》(以下简称《决定》)更是从构建社会主义和谐社会的高度,提出了"建设覆盖城乡居民的基本卫生保健制度,为群众提供安全、有效、方便、价廉的公共卫生和基本医疗服务"的战略设想,我们可以将其理解为《决定》提出了建立全民医疗保障制度的战略目标。为了实现这一目标,《决定》还提出了具体的实施办法,即在城镇"完善城镇职工基本医疗保险,建立以大病统筹为主的城镇居民医疗保险,发展社会医疗救助";在农村"加快推进新型农村合作医疗"。

二、全民医疗保障的制度结构

《决定》勾画的全民医疗保障模式不同于前面提到的四种模式中的任何一种,它是基于中国国情的一种比较务实的选择。具体来说,这种模式有以下几个特点:

第一,鉴于城乡二元结构在短时间内难以消除,它维持了城乡二元医疗保障体制的格局。但可以肯定的是,最终还是要建立一个城乡一体的全民医疗保障制度。

第二,在城镇地区,由于城镇居民的构成越来越复杂,实行划一的医疗保障制度也有相当的难度,因此,在城镇地区按居民身份实行不同的医疗保障制度。

第三,由于我国目前仍处于社会主义的初级阶段,经济发展水平不高,政府财力有限,即使建成全民医疗保障制度,保障水平也是比较低下的。但同以往的制度相比,会有明显的改变,主要表现在政府责任的强化,这在很大程度上将改善现行制度中公平性和可及性差的弊端。

第四,毋庸讳言,《决定》勾画的全民医疗保障制度只是一种过渡模式。作为一种过渡模式,它有其存在的现实基础和合理性,同时也面临着一些问题和挑战。我们将在后面的章节中就城镇居民基本医疗保险、社会医疗救助和新型农村合作医疗等前沿问题做详细分析。

第四节 解读城镇居民基本医疗保险

2007年4月4日，国务院总理温家宝主持召开国务院常务会议，决定启动城镇居民基本医疗保险制度。虽然目前尚处于试点阶段，但它标志着建立覆盖城乡全体居民的基本医疗保障体系的工作已然开始。全民医疗保险时代正向我们走来。

一、为什么要建立城镇居民基本医疗保险制度

长期以来，我国实行的是城乡分割的二元医疗保障体制。从城镇居民医疗保障制度的变迁来看，我国城镇居民的医疗保障制度经历了从公费医疗和劳保医疗到城镇职工基本医疗保险制度的转变。这是理念和逻辑完全不同的两种医疗保障模式。前者是计划经济时代作为一种职业福利分配给单位员工及其家属的。由于计划经济时期实行的是高就业政策，因此，公费医疗和劳保医疗基本解决了城镇居民就医吃药的问题。但作为企业办社会的一种形式，企业承载了太多的社会职能。它体现了政府责任的转嫁，是一种扭曲了的职业福利。正是由于财政责任的分散，导致了不同企业和单位之间医疗负担畸轻畸重，医疗经费没有稳定的保障，城镇居民的医疗福利因其工作单位的性质不同而有差异。这种貌似公平的制度实际上隐含着种种不公平。这种逻辑的悖论及其所带来的后果随着社会主义市场经济体制的建立愈显突出，实行制度转型自然是题中之义。

取而代之的是城镇职工基本医疗保险制度。作为一种社会医疗保险制度，它在筹资、管理、给付等方面更加科学和规范。它

强调权利与义务的对等，并有严格的资格认定制度。由此将中小学生、少年儿童和其他非从业城镇居民排除在制度之外。这种制度安排从一开始就是不公平的。(1)从医疗保险的覆盖范围来看，只有部分城镇居民(主要是城镇职工)被纳入公共医疗保险计划，而占城镇人口44.8%的居民没有任何的医疗保险。他们的医疗基本上是自费。(2)从无保险居民的构成及其支付能力来看，大部分没有任何医疗保险的城镇居民恰恰是那些没有收入或收入不稳定、支付能力差的中小学生、少年儿童和其他非从业城镇居民。让支付能力差的城镇居民自费医疗本身就是极不公平的，难怪世界银行评价中国的医疗保障制度"一直是低收入国家的一个例外"。(3)从城镇职工基本医疗保险制度的筹资模式来看，无论是统筹账户还是个人账户都得到了政府不同形式的补贴。这种补贴只有参加城镇职工基本医疗保险的人才能享受，而能够参加城镇职工基本医疗保险的大多是收入稳定、支付能力较强的城镇居民，支付能力差的无保险居民反而得不到政府的补贴。因此，在全民医疗保险缺失的情况下，城镇职工基本医疗保险体现的是一种"颠倒的补贴"，其公平与否一目了然。

  与此同时，近一半的城镇居民没有医疗保险也潜伏着巨大的健康风险。这主要是因为医疗费用的持续上涨抑制了无保险居民的医疗需求。改革开放以来，我国的医疗费用基本上是以两位数的速度增长，增速快于GDP的增长。居民个人现金医疗支出增长了146倍，大大快于居民收入的增幅，老百姓普遍感到"看病贵"。而在现行的制度安排下，医疗卫生服务的分配并不取决于个人的需求，医疗卫生服务的获得直接与个人的支付能力挂钩。这种状况无疑增加了城镇无保险居民的生活成本，迫使他们在食品和药品之间做出选择。虽然经济学家之间关于医疗保健是不是公共产品的问题尚有争论，但如果一个国家的医疗保障制度使其居民不得不以食品换药品，那就需要从道义上重新审视这一制度了。尽管医疗卫生服务不是身体健康的充分条件，但医疗卫生服务对个人的健康状况有重要影响。如果费用的高企和支付能力的低下影响了医疗服务的可及性，使个人的医疗需求长期得不到满足，那将直接导致居民健康状况的下降，从而酝酿一定的健康风险。健康风险的存在对一个社会的不利影响是多方面的：(1)从技术上讲，由于疾病具有外部性，因此，健康风险不只是病患一个人的事，它还会威胁其他人的身体健康。(2)它会影响劳动力身体素质的提高。特别是我国目前的医疗保障制度没有覆盖广大的未成年人，这在一定程度上会影响他们获得所需要的医疗保健，进而影响其身体健康。当然，随着收入水平、营养状况、教育等影响健康的其他因素的改善，医疗保障制度对健康的影响不宜过分夸大。(3)健康风险会导致社会的不稳定和社会关系的不和谐，从而带来一定的政治风险。(4)化解健康风险是有成本的，而健康风险的化解最终还是要由政府买单。因此，健康风险的背后是巨大的费用风险和财政风险。政府愈早面对和解决这一风险，其背负的财政压力就愈小。

二、城镇居民基本医疗保险的模式选择

解决城镇未保险居民的医疗保险问题不可能回到公费医疗和劳保医疗的老路上去，它也不同于现行的城镇职工基本医疗保险制度，它需要新的智慧和制度安排。

由于目前城镇居民基本医疗保险才刚刚启动，中央没有也不可能有一个统一的方案。各试点地区在制定具体方案和实施办法的过程中会面临不同的模式选择，这些模式的差异主要体现在筹资、待遇水平、管理等方面。

经费问题是建立城镇居民基本医疗保险的关键问题。在设计

筹资机制之前，首先应该明确，城镇居民基本医疗保险是一项社会医疗保险制度，它应该体现社会医疗保险制度在筹资方面的基本特点，那就是被保险人必须尽缴费的义务。在这一点上有两种选择：一是全民纳税，由政府从一般性税收中支出（如英国）；二是由政府向被保险人征收特定的医疗保险税或费（如德国）。一般认为后者是典型的社会保险模式。在我国，完全由政府（包括中央政府和地方政府）承担城镇居民基本医疗保险制度的费用不太现实。因此，实行多方供款的社会保险模式，向被保险人征收一定的医疗保险费是比较务实的选择。但实际上，按照城镇居民基本医疗保险制度的战略设想，它要向所有未被城镇职工基本医疗保险覆盖的城镇居民提供医疗保障，这是一个非常庞杂的群体，对他们实行划一的制度，要求他们都来缴费也并非易事。主要表现在：虽然城镇居民基本医疗保险制度的目标人群有一个共同的特点，就是游离于正规的就业体制之外，但由于他们的家庭背景、年龄特征和所处的社会经济阶层不同，他们的缴费能力和缴费意愿也不一样。其中一部分人是最低生活保障制度的救济对象，他们非但没有缴费能力，而且医疗需求还比较多，参加医保的愿望自然比较强烈；而对于家庭殷实、身体健康的中小学生和部分非正规就业者而言，基本医疗保险对他们的吸引力并不大。为了让所有的目标人群都参加城镇居民基本医疗保险，对不同的人群分别采取补贴和强制的办法是必要的。也就是对没有缴费能力的人进行补贴，帮助其达到医疗保险所要求的缴费条件，以维持制度的统一性和公平性。同时强制那些有支付能力、无参加意愿的人参加城镇居民基本医疗保险。至于哪些人可以得到政府的补贴，则需要借助经济状况的入户调查。

　　社会保险强调权利与义务的对等。在被保险人履行缴费义务以后，享受相应的保险给付是其应得的契约权利。从财政收支的角度看，保险给付是影响社会保险基金平衡的另一个方面。因此，确定合理的待遇水平是维持城镇居民基本医疗保险制度平稳运行的一项重要内容。城镇居民参加医疗保险以后，应享受怎样的医疗保健服务？或者说，对城镇居民基本医疗保险而言，怎样的待遇水平才是合理的呢？我们认为，对这一问题的回答应考虑以下几个因素：

第一，城镇居民基本医疗保险制度的目标定位。作为一种实物性的转移支付制度，城镇居民基本医疗保险制度的主要目的是为了解决城镇未保险居民医疗可及性的问题，保护其医疗享有权，以提高公众的健康水平。各地在建立城镇居民基本医疗保险制度的过程中，无论选择怎样的模式，都要以实现这一目标为前提。

第二，绝对水平和相对水平。城镇居民基本医疗保险由一揽子服务组成，这一揽子服务的构成和标准就是所谓的待遇水平。它主要包括门诊和住院的诊断、治疗、用药等项目以及相应的报销范围和报销标准。待遇水平有绝对水平和相对水平之分。所谓绝对水平，是指按照保险计划本身的筹资、缴费和基金积累情况确定的一揽子服务。所谓相对水平，是指参照其他保险计划所确定的待遇水平。城镇居民基本医疗保险的待遇水平应结合这两方面来进行定位。从绝对水平来看，城镇居民基本医疗保险应立足"基本"，量入为出；从相对水平来看，城镇居民基本医疗保险的待遇应介于医疗救助和城镇职工基本医疗保险之间，高于医疗救助，而低于城镇职工基本医疗保险的水平。

第三，医疗资源的稀缺性与合理配置医疗资源。医疗资源的稀缺决定了要按轻重缓急和成本效益做出选择。医疗可及性有两方面的含义：一是财政的支付能力；二是就医的方便程度。这两个方面从不同程度上决定了医疗资源的配置。(1)城镇居民基本医疗保险旨在提高居民的抗风险能力，特别是解决其面临的绝对风险。而对居民威胁最大的绝对风险是不可预期的重大疾病。重大疾病的发生不仅使贫困家庭一筹莫展，就是小康之家也难堪重负。因此，城镇居民基本医疗保险应以大病统筹为主，提高住院服务的支付能力，这在一定程度上会影响医疗资源的配置。(2)城镇居民基本医疗保险还应兼顾门诊服务，提高居民就医保健的方便程度。门诊服务主要解决基本的医疗保健问题。基本医疗保健是成本效益非常高的服务，对低收入家庭而言更是如此。门诊服务的使用既要让居民看得起病和看得好病，还要让居民感到方便。以前被誉为中国医疗保障制度"三大法宝"之一的"赤脚医生"就是服务跟着病人走的典范。此外，还要通过一定的制度安排，让居民养成卫生保健的良好习惯。

第四，地区差异。在影响保险待遇的地区差异方面最重要的是经济发展水平的差异。各地可以根据自己的经济发展状况和财政承受能力，规定医疗保险一揽子服务的内容和标准，不必强求一致。

城镇居民基本医疗保险的管理主要有三个方面的内容，一是对医疗服务质量的管理；二是对医疗保险基金的管理，包括如何与医疗机构进行结算，这是保持医疗保险制度财务稳定的一个重要方面；三是对医疗保险对象的管理。由于城镇居民基本医疗保险是一项新制度，在相关政策的草拟、机构的设置、人员的配备等方面有大量的工作要做。但城镇职工基本医疗保险制度和社会医疗救助制度的实施为城镇居民基本医疗保险的建立做了人才、技术、制度和经验等方面的准备。

三、城镇居民基本医疗保险面临的问题与不确定性

城镇居民基本医疗保险是一项惠民工程，体现了以民为本的精神，对于构建社会主义和谐社会有十分积极的意义。但要把这

件事情做好尚面临一些问题与挑战。

第一，经费来源。与城镇职工基本医疗保险相比，城镇居民基本医疗保险在筹资方面有以下几个特点和不足：一是筹资主体较少，主要是缺少企业这一块；二是被保险人的筹资能力较弱。由这两个特点所决定，城镇居民基本医疗保险的经费来源应以政府资助为主，是一种由公共财政推动的医疗保险制度。这无疑会增加各级政府，特别是贫困地区地方政府的财政压力。怎样通过地区间和政府间的转移支付制度和税收制度的创新来解决城镇居民基本医疗保险制度的经费问题是这一制度能否建立和有效运行的关键。

第二，制度的公平性。城镇居民基本医疗保险制度的出台更多的是出于社会公平的考虑。但这一制度的建立有可能产生新的不公平。这种新的不公平来自两个方面：一是地区间的不公平。如前所述，实行全国划一的城镇居民基本医疗保险制度是不可行的，特别是在待遇水平方面地区之间会有差异，这就使得境况相同或相似的居民可能会因为居住地的不同而获得不同的医疗保障。二是被保险人之间的不公平。这主要是因为一部分居民需要自己缴费，而另一部分居民因为获得了政府补贴而由政府代为缴费。哪些居民需要自己缴费，哪些居民可以由政府代为缴费，取决于居民或其家庭的收入情况。但是，审查居民经济状况的家计调查制度和对被保险人的动态管理制度在操作上是有一定难度的，由此将导致被保险人之间负担的不公平。

第三，费用控制。城镇居民基本医疗保险制度的建立意味着保险范围的扩大。而保险范围的扩大会带来经济学家普遍认为的难以解决的一个问题，那就是服务使用的增加和费用的上涨。因为以保险为基础的第三方支付制度"损害了价格机制所具有的有效分配医疗服务的能力"，既刺激了医疗服务的需求，又促进了医疗服务的供给，使医疗服务的边际社会收益低于其边际社会成本，从而导致医疗卫生资源的浪费和费用的上涨。实证的研究结果也表明，有保险的人比相同健康状况而没有保险的人，所接受的医疗服务要多40%。因此，采取相应的措施控制费用是必要的。这些措施包括设定起付线、封顶线和共付制等。但这些措施的实行在一定程度上会增加被保险人的负担，限制被保险人的选择，影响医疗服务的质量。同时，由于被保险人的构成比较复杂，这必然会增加城镇居民基本医疗保险制度的管理成本，而且这部分成本是很难用费用控制措施来控制的。

第四，发展前景。经费来源、制度的公平性、费用控制三个问题都涉及城镇居民基本医疗保险计划自身的制度建设，它是影响该计划未来发展的一个重要因素。同时，作为整个医疗保障制度中的一种保险计划，城镇居民基本医疗保险的发展前景还与其他医疗保障计划，以及整个医疗保障制度的发展趋势有关。在城镇居民基本医疗保险建立以前，已经有三种医疗保障计划在运行。它们是，城镇职工基本医疗保险、商业医疗保险和社会医疗救助。其中，城镇居民基本医疗保险与城镇职工基本医疗保险是并行的两种公共医疗保险计划，一个人不可能同时参加这两种计划。至于参加哪一种计划要视其就业状况而定。城镇居民基本医疗保险、商业医疗保险和社会医疗救助是三个不同层次的医疗保障计划，而且有一定的交叉性。也就是说，一个人可以同时拥有其中两种甚至三种医疗保障计划。在城镇居民基本医疗保险建立以前，社会医疗救助作为一种保障困难群众就医权利的福利制度而存在。在城镇居民基本医疗保险建立以后，随着大部分医疗救助对象纳入新计划，医疗救助作为一种常规制度的功能也将被新计划所取代，它更多地是作为城镇职工基本医疗保险和城镇居民基本医疗保险的补救措施而存在。如果城镇居民不满足基本医疗保险的待遇，他们可以选择保留或购买商业医疗保险以作基本医疗保险的补充。

如果说城镇居民基本医疗保险在整个医疗保障体系中的定位及其与其他医疗保障计划的关系还比较明确的话，那么，对这种新计划而言，不确定的是，它是一种为实现全民医保而实行的过渡性政策，还是最终的模式选择。毕竟按照居民的身份建立不同的制度，即使实现了全民皆有医疗保险，也会给人制度破碎、条块分割的感觉，而且还会带来不公平性、管理成本高等一系列问题。

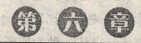

关于农村医疗保障的历史思考与政策建议①

我国是一个农业大国。尽管近年来工业化和城镇化的发展速度很快,农业人口的非农化率不断上升,20世纪末,农业人口占全国总人口的比重比20年前下降了6个多百分点,但仍占总人口的68.05%,比世界平均水平(43.47%)高出近25个百分点②。农业人口理应成为社会保障改革关注的主要对象,但由于农业生产的特殊性,农业问题的复杂性,以及政府的政策取向等因素的影响,在社会经济发生深刻变化的背景下,农村的社会保障建设没有得到相应的重视,特别是农村人口的医疗保障几乎成了农村社会保障的盲点。这一问题的解决不能脱离我国农村的实际。本章从考察农村医疗保障的历史和现状入手,探讨建立农村医疗保障安全网的对策。

第一节 农村医疗保障的历史考察

一、传统社会的医疗保障

在传统的农业社会中,土地是最基本,也是最重要生产资料,

---

① 参见张奇林:《关于农村医疗保障的历史思考与政策建议》,《卫生经济研究》2002年第11期。
② 朱之鑫主编:《国际统计年鉴》(2000),中国统计出版社2000年,第66页。

家庭是基本的生产单位。与这种生产方式和生产力水平相适应的社会保障形式是家庭保障。农民的社会保障风险主要来自三个方面：一是土地的收成；二是政府的政策，主要是税收政策；三是子孙的道德风险，主要是养老的风险。从社会保障和社会稳定的角度来看，传统社会有自己的维系机制和安全网政策。首先是推行休养生息政策，以安民养民；其次是倡导伦理道德和宗法制度，以巩固家庭保障功能；最后是建立以仓储制度和漕运制度为基础的救荒体系。在封建社会，所谓"贤君"、"仁政"无外乎是上述三项工作做得比较好。

从传统社会中农民的社会保障风险及其解决办法可以看出，医疗保障并不是特别重要。究其原因，主要有三点：一是相对于"生存"和"养老"而言，医疗保障问题并不是最紧迫的。二是就疾病风险本身而言，传统社会中农民的疾病风险并不是太大。主要是因为在相对封闭和独立的社会背景下疾病的外部效应并不突出，农民患病，特别是患恶性疾病的风险不太大。当然，在当时公共卫生条件和医疗条件相对较差的情况下，一旦有疫情发生，后果也是相当严重的。三是一般家庭能够承受医疗保障的负担。

除家庭保障外，官府和社会也承担了部分的医疗保障责任，主要是解决穷人的医疗问题。早在南北朝时期，封建王朝就设立了"六疾馆"，以救济贫病之人，这是我国最早的官办慈善救济机构。宋代是官办慈善事业的鼎盛时期，所谓"宋之为治，一本仁厚，振贫恤患之意，视前代尤为切至"。蔡京为相时，曾在全国普遍设立"安济坊"，专门救治贫病老人，它取意于苏轼早年在杭州以私人捐款设置的义诊"安乐坊"。此外，官府还设有惠民药局以提供义诊处方，此处方后改名为"太平惠民和剂局方"。元代在医疗保障方面有了进一步发展，医疗救济被提升为官医提举司与广济提举司，前者是医师，后者管医疗救济事务。另外，在各地普设"医学"为医疗总管。惠民药局继续提供医疗救济工作①。明清时期，随着工商业的发展和资本主义经济关系的萌芽，民间慈善事业空前活跃，其中不乏慈善医疗机构，如乾隆三年（1738年），苏州士绅吴三复在吴县境内盘门外设置普济院，专门收养病妇②。

此外，值得一提的是，家族内部对贫病成员的救济也是一种重要的医疗保障形式。宋仁宗皇祐二年（1050年）范仲淹知杭州府时，将官俸所入买田收租协济族众，是为族田义庄之滥觞。后代官僚富商纷纷效仿，建置族田义庄，到明清时期盛极一时。族田义庄的一大功能就是赡给"疾病疲癃"。虽然族田义庄最终仍为少数地主所支配控制，没有改变封建地主土地所有制，但客观上它是一个族姓的公产，具有经济共同体的形式，而且就社会效益而言，是贫穷族众得到了实惠。明清时期族田义庄的发展不是偶然的，它有深刻的历史背景，族田义庄的协济办法是与当时半自给半商品经济的个体农民经济相适应的，而且对农民的经济生活乃至个体农户的农业生产都产生了一定影响。由于族田义庄对社会秩序和农业生产起了一定的稳定作用，国家对这种制度采取了保护措施，一方面维护其存在，另一方面优免其差徭③。

二、我国农村医疗保障的变迁

中华人民共和国成立后，随着社会性质和社会制度的改变，农村的生产组织形式和分配方式发生了根本变化。同时，随着党

---

① 参见郑功成、张奇林、许飞琼：《中华慈善事业》，广东经济出版社1999年，第35~36页。

② 参见王卫平：《明清时期江南城市史研究：以苏州为中心》，人民出版社1999年，第278页。

③ 参见李文治、江太新：《中国宗法宗族制和族田义庄》，社会科学文献出版社2000年，第81~84页。

和政府对社会主义本质和发展社会主义生产力认识的不断深入，农村工作战略经历了重大调整，农村的生产力水平、生产组织形式和分配方式也随之发生变化。与之相适应，农村的医疗保障模式可分为两个发展阶段：一是20世纪50年代至70年代的合作医疗时期；二是80年代至今农村医疗保障的调整和重构时期。

合作医疗是农业集体化和平均分配制度的产物，而归根结底是行政干预的结果。在各级政府的直接干预下，伴随着农业合作化和人民公社的兴起，从1955年起，合作医疗在广大的农村地区迅速建立，"到70年代末期，医疗保险几乎覆盖了所有的城市人口和85%的农村人口，这是低收入发展中国家举世无双的成就"[1]。合作医疗是一种成本效益很高的医疗保障制度。据世界银行测算，中国人口的预期寿命比基于一国收入和教育所预测的数值要高十多岁，而医疗卫生开支占GDP的比例比预测的数值低近1个百分点，因而被世界银行列入"更好的结果，更低的开支"这一类国家[2]。由于农村人口占我国总人口的绝大多数，因此，农村人口在一些可以进行国际比较的医疗卫生指标中的权重很大，世界银行的评估在一定程度上是对农村合作医疗制度的肯定。事实上也是如此。农民的人均预期寿命从20世纪30年代的34岁提高到了70年代末的68岁，增长了一倍[3]。合作医疗连同村级保健站、"赤脚医生"被国际社会誉为中国农村医疗卫生的"三件法宝"，对于解决农村地区缺医少药的问题，有效保障农村人口的身体健康起到了重要作用。

但是，进入20世纪80年代后，随着家庭联产承包责任制的

---

[1][2] 世界银行：《1993年世界发展报告：投资于健康》，中国财政经济出版社1993年，第111页，第54页，图3.1。
[3] 王延中：《试论国家在农村医疗卫生保障中的作用》，《战略与管理》2001年第3期。

实行和集体经济成分的减少，合作医疗出现了严重滑坡。卫生部1998年进行的"第二次国家卫生服务调查"结果显示，全国农村居民参加合作医疗的比重仅为6.5%①。那么，这样一种高成本效益的医疗保障制度为什么会在短短二三十年内大起大落呢？我们以为，合作医疗的消退有一定的必然性。合作医疗毕竟是特定历史条件下的产物，其经济基础过于脆弱，缺乏可持续发展的能力。没有可持续发展的经济支撑，合作医疗制度的滑坡在所难免。

合作医疗在农村地区消失殆尽以后，农民的医疗保障又回到了自费式的家庭保障模式。据调查，1998年农村的自费医疗占农村医疗保障的87.44%②，也就是说，绝大多数的农村人口没有任何形式的医疗保险，这在农民的市场风险和疾病风险日益增大的情况下是很危险的，也是很不公平的。如何构建新的农村医疗保障安全网，以填补合作医疗退出后的"真空"，切实保障广大农村人口的身体健康，是农村医疗保障急需解决的问题，也是本书将要探讨的内容。

三、几点结论

通过对农村医疗保障历史的考察，我们可以得出以下几点结论：

第一，一定的社会保障形式是与一定的生产力水平、生产组织形式和分配制度相适应的。在自给自足的小农经济时代主要是家庭保障和自费医疗。在农业集体经济时代以合作医疗为主。后集体经济时代最大的特点就是各地的生产力水平，主要体现为收入水平参差不齐；生产组织形式和分配制度强调效率。这些基本

---

①② 转引自王延中：《建立农村基本医疗保障制度》，《经济与管理研究》2001年第3期。

特性决定了新的农村医疗保障模式应是一个多元化的、充分考虑成本效益的制度。

第二，新的农村医疗保障模式应建立在继承和发展旧模式的基础上。从前面的分析我们可以看出，尽管合作医疗和传统的家族协济所反映的生产关系有本质的不同，但两者的形式有相似的地方，那就是财产公有，风险分担，只是分散风险的程度不同，前者以地缘为基础，而后者以血缘为基础。因此，合作医疗比家族协济的效果好得多。但不管怎样，两者有一定的承继关系。这也告诉我们一个道理，旧的医疗保障模式有许多合理的地方。在农村地区由传统转向现代的过程中，任何单一的医疗保障模式都是独木难支的。以优良的传统美德为基础的家庭保障和社会互助是可资利用的社会资源；而合作医疗是一种有中国特色的农村医疗保障模式，曾发挥过重要的历史作用，尽管现在恢复起来有很大难度，但合作医疗形式不能放弃。同时我们也应该看到，旧的医疗保障模式有许多需要改造和发展的地方。以家庭保障为主的保障模式显然难以承受现代社会的风险；合作医疗也有一定的缺陷。(1)它的经济基础比较脆弱，需要寻找可持续性的经济支撑；(2)它具有高度的强制性；(3)它也是一种平均分配制度。因此，现阶段对合作医疗的改造主要是要消除它的时代痕迹，使之更适合农村的现状，从而充分发挥其低投入、高效益的特点。但是，合作医疗毕竟只是一种低水平、小范围的医疗保障形式，尽管它现在很符合我国的国情，但从医疗保障社会化的发展方向来看，它最终会被其他的保障形式(如社会保险、商业保险等)所取代。

第三，政府的适当干预必不可少。在小农经济时代，自然灾害对农业生产的影响很大，但历史学家研究发现，自然灾害并不是农民最害怕的，他们担心的是，灾变发生以后，政府能不能及时予以救济。如果政府的救济不能及时到位，势必引发社会动荡。

因此，历代的封建政府都有自己的救荒救济政策。我国目前正处在社会经济的转型时期，社会成员面临着前所未有的各种风险和不确定性，政府采取干预措施，保障社会成员的安全和权益至关重要。当然，像20世纪六七十年代强制推行合作医疗那样的绝对干预措施也是不可取的，同时也是不可能的。

第二节 农村医疗保障的现实问题

一、农村医疗保障存在的主要问题

如上所述，目前，我国农村医疗保障制度正处在调整和重构时期，它所面临的形势非常严峻，具体来说，存在以下一些主要问题：

第一，费用增长过快，超过了农民的承受能力。尽管改革开放以来农民的收入有了显著提高，但收入的增长速度赶不上医疗费用的增长速度。1990年至1999年间，农民人均纯收入增长了2.2倍，而同期的门诊费用和住院费用分别增长了6.2倍和5.1倍，特别是1999年，平均每一出院者的住院医疗费超过了农民的人均收入（见表6-1）。医疗费用的增幅大大超过了农民的承受能力。

表6-1　　　　　农民人均与医疗费用比较　　　　　单位：元

	1990年	1995年	1999年	1990~1999年平均增幅(%)
农民人均纯收入	686.31	1 577.74	2 210.34	13.80
平均每一人次门诊医疗费	10.9	29.6	79.0	24.53
平均每一出院者住院医疗费	473.3	1 273.0	2 891.1	22.25

资料来源：陈佳贵主编：《中国社会保障发展报告》(1997~2001年)，社会科学文献出版社2001年，第291页。

第二，绝大多数的农村人口没有任何形式的医疗保险。据20世纪90年代末的调查，有医疗保险（包括合作医疗、商业医疗保险、公费医疗、半公费医疗、统筹医疗等形式）的农村居民仅占农村总人口的12%，其余均为无保险人士①。中国"农村人口日益依赖政府提供卫生保健的系统，这一系统的费用一部分来自财政收入，但相当大一部分通过向患者收费来收回成本，而这一点与其他低收入国家占主导地位的制度不同"。中国在卫生保健领域曾创造过"举世无双的成就"，但20世纪80年代以后，农村人口又面临着前所未有的风险，因此，世界银行评价中国的医疗保障制度"一直是低收入国家的一个例外"②。

第三，医疗服务质量低下。虽然就医疗水平而言，农村和城市不可同日而语，但农村地区医疗服务质量之低足实让人吃惊。主要表现在农村医护人员专业素质低、医疗设施简陋、医疗条件差、医疗事故频发等方面。同时，农村地区还是伪劣药品的主要市场。据卫生部门对安徽省肥西县的调查，截至1999年6月，全县村级医疗点中约40%无执业许可证；从业人员中约45%没有专业学历。该县董岗乡13家村卫生室均没有高压灭菌设备，没有紫外线灯管；抽检14份消毒标本，竟有12份有致病菌生长；抽检24种药品，不合格的有6个批次，此外还有一些来路不明的药品。同年，该县农村孕妇死亡率高达万分之六③。应该看到，肥西县只是全国农村的一个缩影。农村人口的生命健康面临严峻挑战，一些健康指标开始恶化。

---

① 随着新型农村合作医疗的推广，农村未保险居民的比例会逐渐下降。关于这一情况详见第八章的分析。

② 世界银行：《1993年世界发展报告：投资于健康》，中国财政经济出版社1993年，第111页。

③ 蔡小伟：《为了农民看病不再愁：透视安徽肥西县农村医疗改革》，《人民日报》，2001-09-24。

第四，医疗卫生资源配置不合理，农村人口的医疗可及性差。首先，表现在医疗卫生资源在城乡之间配置不合理，农村人口占有的卫生资源大大低于全国平均水平。通过表6-2的数据可以清楚地看到这种差别。其次，就农村现有的医疗卫生资源来说，其配置也是不合理的。主要表现在乡镇卫生院人员臃肿而技术力量薄弱；村级医疗点的分布不尽合理，出现了医疗服务的死角和盲点。据国家统计局提供的数据，1999年全国没有设置医疗点的行政村有73 600个，占行政村总数的一成多①，而有些村却有两个或两个以上的诊所。

表6-2　　　　　农村的医疗卫生资源占有情况(1999年)

	农村地区	全国	农村地区占全国的比例④(%)
医疗卫生机构①(个)	49 694	310 996	16.0
医务人员②(万人)	116.0	557.0	20.8
床位数(万张)	73.4	315.9	23.2
平均每千人口医生和护士数(人)	1.27	3.66③	34.7
平均每千人口床位数(张)	0.80	1.67	48.0

说　　明：① 医疗卫生机构主要包括医院、卫生院、诊所、卫生防疫站、妇幼保健所(站)等。不包括村医疗点。
② 医务人员主要包括医生和护士(师)。不包括乡村医生和卫生员。
③ 根据有关数据计算得出。
④ 根据第二栏和第三栏计算得出。
资料来源：国家统计局人口和社会科技统计司编：《中国社会统计资料》(2000)，中国统计出版社2000年。农村地区的数据见第177页；全国的数据见第17、171、175页。

---

① 国家统计局人口和社会科技统计司编：《中国社会统计资料》(2000)，中国统计出版社2000年，第177页。

第五，医疗卫生费用的使用和负担在城乡之间不公平。一方面，绝大多数的农村人口没有医疗保险，需要自费医疗；另一方面，政府的卫生经费投入严重偏向城市。1998年政府投入587亿元，其中只有92.5亿元投向农村，仅占政府投入的16%。同年，全国卫生总费用为3 776亿元，占总人口70%的农村人口使用的份额不到25%，而且绝大部分由农户家庭支出。在2000年世界卫生组织对191个成员国的医疗制度所作的分指标评价中，中国在医疗费用负担的公平性方面(fairness of financial contribution of the financing of health system)排在倒数第4位①。这说明城乡医疗费用负担不公平的程度已相当严重了。

以上问题并不是孤立存在的，它们之间有一定的内在联系。有保险会刺激需求，而没有保险则会抑制需求。但医疗卫生服务是一种特殊商品，它直接与健康挂钩。小病不治容易拖成大病，从而会花更多的钱，占用更多的卫生资源。因此，大量无保险人士的存在，特别是贫困的无保险者，他们对医疗需求的抑制，将对医疗卫生费用构成潜在压力。这种情况在没有实行全民健康保险的美国也是存在的②。由于政府在卫生经费的投入方面带有严重的倾向性，导致农村地区的卫生资源短缺，医疗服务质量下降，促使大量的农村患者转向城镇中心医院就医，从而增加了他们的负担，提高了医疗费用。同时，对城镇卫生资源的过度使用，必然导致城镇医疗机构进一步膨胀以及农村医疗机构的闲置和萎缩，这种恶性循环不利于卫生资源的优化配置。

---

① 转引自左学金、胡苏云：《城镇医疗保险制度改革：政府与市场的作用》，《中国社会科学》2001年第5期。
② Karen Davies, et al., *Health Care Cost Containment*, Baltimore: The Johns Hopkins University Press, 1990: 2.

二、未来的影响因素

随着社会经济的发展,还会有一些因素将影响农村的医疗形势和农村医疗保障体系的重构。(1)随着社会主义市场经济的逐步建立和经济全球化程度的加深,农民所面临的市场风险和收入风险更大。(2)现代社会是一个开放的社会,疾病的外部性(externalities)比传统社会更强,卫生保健作为"公共产品"的特性更明显。(3)人口老龄化所带来的就医和长期护理压力日益严重。(4)农民对合作医疗缺乏认同和信任,这是新形势下恢复农村的合作医疗制度必须面临的问题,也是合作医疗成败的关键[1]。(5)医疗服务过程供给诱导需求、保险市场中的"逆选择"(adverse choice)以及道德风险导致卫生资源过度使用等问题也不容忽视。

第三节 农村医疗保障的政策取向和制度安排

一、政策取向

解决农村的医疗保障问题,仅靠农民自己或某些集体的力量是不能成功的,它需要政府的适当干预。政府在制定相关政策时,应确立以下的指导思想:

第一,农村的医疗保障问题事关社会经济协调发展的大局,政府应予以高度重视。从人道主义角度来看,保障社会成员,特别是贫困人口的身体健康,减轻他们的疾病痛苦是政府义不容辞的责任。从经济发展战略的角度来看,2000年以后,我国的农村

---

[1] 刘远立、马进、张硕:《论新形势下合作医疗成败的关键点》,《中国卫生经济》1999年第4期。

扶贫工作进入了一个新阶段,重点是巩固已取得的扶贫成果。但是农村人口因病致贫、因病返贫的情况非常严重,对 20 多年来的扶贫成果构成了极大威胁。"投资以减少穷人的健康风险,并对灾难性的医疗费用提供保险,是减轻贫困战略的重要组成部分",因为卫生开支也是一种"增加收入的生产性投资","良好的卫生条件就意味着一个较快的经济增长"①。反过来讲,政府长期忽视农村的医疗保障问题,或人为地造成城乡差异或城乡壁垒,是不利于农村的稳定和发展的。

第二,立足国情,因地制宜,建立多元化、多层次的农村医疗保障体系,切忌"一刀切"。如前所述,医疗保障形式是与经济发展水平相适应的。在我国农村地区实行全民医疗保险或全面恢复合作医疗制度都是不合理的,也是不现实的,这样做在公平和效率之间难免有失偏颇。而政府的医疗卫生政策应该是在公平和效率之间寻找平衡点。因此,明智之举是建立符合各地实际情况的混合型的医疗保障体系。当然,这会增加政府的管理成本,而且,在确定各地的医疗保障形式时,要有科学的依据和切实可行的卫生计划。

第三,注意政策的一致性和连续性。农村工作,政出多门,难免有冲突的地方,这种冲突会给农村医疗卫生政策的制定和实施造成一定困难。20 世纪 90 年代以来,中央有关部门提出,按"民办公助和自愿参加原则",发展和完善合作医疗,但农业部等五部委颁布的《减轻农民负担条例》却把"合作医疗"项目视为"交费"项目,认为它增加了农民负担,不允许征收。两种政策的冲突导致了一些试点地区放弃恢复合作医疗制度②。另外,集体经济

---

① 世界银行:《1993 年世界发展报告:投资于健康》,中国财政经济出版社 1993 年,第 21 页。
② 王延中:《试论国家在农村医疗卫生保障中的作用》,《战略与管理》2001 年第 3 期。

和基层组织的弱化对合作医疗的恢复和稳定发展有一定影响，政府在决策时应予以充分考虑。

第四，坚持成本效益原则，提高卫生经费的使用效率。增加投入与提高效率是一个问题的两个方面，投入是基础，效率是关键。在农村的卫生投入增长缓慢的情况下，如何提高卫生经费的使用效率，将有限的卫生资源用来解决最迫切的问题，就显得尤为重要了。这就需要对农村地区的医疗卫生服务进行成本-效益分析。在这方面世界银行等国际组织已经做了一些工作，它们认为投资于公共卫生和基本临床服务是花钱最少、效益最好的项目。这对解决我国现阶段农村的医疗保障问题有一定的参考价值。

第五，在政策工具的选择方面，要充分发挥政府的调控和监管作用。政府的医疗卫生政策之所以难以取得预期成果，难以让消费者满意，很大程度上是因为政策工具的选择错误，而不是目标选择不当。长期以来，政府"过分依赖直接提供医疗服务，过分集中控制医疗设施，而对由政府支配的金融、信息和规章制度工具，则利用得太少"①。其实，政府的主要职能不是办医院，而是保护消费者和社会弱势人群。在调配卫生资源向农村流动、规范医疗服务行业、监督医疗服务质量、防范医疗市场和保险市场的"失灵"以及救助贫病人员等方面，政府有大量的工作要做。

二、制度安排

从本质上讲，农村医疗保障体系的重构体现在五个要素的优化配置上：设施、人员、资金、制度和计划。其中，设施、人员、资金是基本要素，制度是纽带和保证，计划是必要的补充。政府

---

① 世界银行：《1993年世界发展报告：投资于健康》，中国财政经济出版社1993年，第71页。

应以制度为基础,将各个要素按成本效益原则,有机地结合起来,并使之符合中国农村的实际情况,这就是制度创新。在这方面,政府可供选择的制度安排有:

第一,加强设施建设。所谓设施包括两方面内容:一是农村的卫生基础设施,如基本的诊疗设备、消毒设备等;二是医疗服务网络,主要是村乡两级医疗机构以及必要的运输工具,旨在改善农村的卫生环境,向农村人口提供基本的医疗卫生服务。基础设施的改善和网络的建设,一方面要靠政府资助,另一方面要整合农村已有的卫生资源。政府增加这方面的投资是值得的,这样做,既可解决农村人口医疗服务的可及性问题,又可改善城乡之间医疗卫生服务使用不公的状况,具有良好的社会效益。在资源整合方面,我国农村有些地区已经开始了这项工作。如乡村卫生服务一体化管理的试点工作已在安徽省肥西县启动,从目前的效果来看,村级卫生服务正在向安全性、有效性、综合性、可及性、持续性和非营利性的方向发展,尽管仍有待完善,但资源整合的优势已显露出来,乡村卫生机构的综合服务能力正逐渐加强。

第二,提高人员素质。前文我们分析过,农村地区医护人员素质低下是导致医疗服务质量低下的重要原因。农村医疗机构提供的是基本的卫生保健服务,因此,无论是收入还是事业上的成就都赶不上城市中的大医院,这样造成了农村卫生技术人员的恶性循环,一方面,高素质的人才不愿到农村工作;另一方面,农村现有的高素质人才不断流失,留下来的工作热情也不高。政府应从激励机制方面进行干预,在工资、福利、职称、进修等方面向农村倾斜,稳定农村医疗队伍,鼓励医学院校的毕业生到农村发展。同时,在医学院校的培养方案中,增加农村医疗卫生服务的内容,加大农村医务人员的培养力度。此外,值得注意的是,目前活跃在农村医疗服务第一线的是大量的个体医生,他们开设的医疗点占村级医疗点的35.4%①。尽管他们大多学历不高，而且几乎都以营利为目的，但他们对于缓解农村地区医疗人员的紧缺状况，保障农村人口的身体健康，起到了一定作用，也是农村重要的卫生资源，政府应该加以保护和利用，经过筛选和培训后，让其持证上岗，将其纳入公共网络中来。

第三，创新筹资模式。就全球而言，对医疗卫生服务的补偿来自四个渠道，即自费、自愿性医疗保险、强制性医疗保险和政府的财政收入。前两个渠道来自私人，后两个渠道来自政府。资金来源渠道不同，体现的权利、义务和经济关系也不一样，它们分别对应不同的医疗保障形式。其中自费对应的是自费医疗，但它并不是纯粹的由患者或家庭出资，还应包括某些个人或组织的捐助；自愿性医疗保险主要包括商业医疗保险和我国的合作医疗两种形式；强制性医疗保险指的是社会医疗保险；而由政府的财政收入支付的医疗保障形式则是全民医疗保险和社会医疗救助。当前，自费医疗是我国农村地区主要的医疗保障形式。在发展中国家，通过适当收费来补充基本医疗资金是比较可行的，但在低收入人群中普遍采取收费的方式是不可取的。我们说，农村医疗保障改革的方向是要建立多元化的、多层次的医疗保障体系，从资金筹集的角度来看，就是要实现资金来源渠道的多样化，从而维护农村医疗保障体系的财政稳定和健康发展。当然，上述各种医疗保障形式并不都适合我国国情。在资金筹措方面，政府要做的工作是开源节流。所谓开源，就是扩大资金来源，提高资金总量。要利用一切可以利用的资源。如前文讲的要充分发挥传统的家庭保障功能，家庭护理可以节省医疗护理机构大量的人力和物

---

① 根据国家统计局人口和社会科技统计司编：《中国社会统计资料》（2000）（中国统计出版社2000年），第177页，表9-15中的有关资料计算得出。

力；对基本医疗服务以外的项目可以扩大收费的范围和额度。此外，非营利组织和非政府组织也是重要的社会资源，希望引起政府的高度重视。所谓节流，就是提高存量资金和增量资金的使用效率。一般来讲，政府在医疗保障体系中的地位是起兜底的作用，是最后的安全网，从这个意义上说，政府主要是资助公共卫生和最基本的医疗服务，这也是成本效益较高的两个项目。这就要求政府调整和改善自己的投资方向和投资结构，把资金集中用于贫困人口需求量大的服务上，减少对富裕地区和富裕人口的补贴，这样做，既满足了贫困人口的医疗需求，又将富裕人口挤出了基本医疗服务领域，因为政府资助的基本医疗服务是不能满足他们的需求的，从而实现医疗卫生资金在地区和人口之间的再分配，提高资金的使用效率。另一方面，还要提高基本医疗服务的效率，以控制费用、提高质量。在成本总量控制的前提下，可以引入市场竞争，让质优价廉的私营医疗机构进入基本医疗服务领域。同时，对公共网络的药品实行统一招标采购，以控制费用，保证质量。

第四，完善制度和计划。制度的含义比较宽泛，它是政府干预的工具，通过它可以看到政府的政策取向。在农村医疗保障体系重构的过程中，制度建设至关重要。农村医疗保障方面的制度大致可分为两部分：一是与医疗保障形式有关的制度；二是规范和监督方面的制度。两者不是分割开来的，而是紧密联系的。国际上流行的医疗保障模式很多，即使同为发展中国家，其医疗保障模式也各不相同。制度创新的核心就是要建立适合中国国情的医疗保障制度。农村的医疗保障体系应是多种保障形式的结合，它包括家庭保障、合作医疗、社会医疗保险、商业医疗保险和社会医疗救助等。采取什么样的组合需依各地的实际情况而定。为了减少医疗保障形式选择中的盲目性和随意性，政府应制定标准，作出相应的制度安排。当然，这并不是说在医疗保障的选择方面完全是政府说了算，消费者的选择也是很重要的，特别是一些富裕地区和富裕起来的农民，他们并不满足于政府的制度安排，希望从市场上购买他们所需要的医疗保险，这就要求政府建立相应的信息披露制度，以满足农村消费者的需求，并保护他们的权益。也就是说，政府的制度安排要有一定的弹性，并有相应的配套措施。制度的另一个重要方面就是规范和监管医、患、保各方的行为，保证医疗卫生事业的健康发展。

所谓计划是指有预定目标和特定的服务对象，并有专项资金注入的重大的医疗卫生服务项目。医疗计划既可是政府组织的，也可是非政府组织的，但不论是哪一种，它们都有一个共同的特点，那就是经过反复论证，并有专项资金支撑，能取得良好的社会效益。特别是一些非政府组织，他们对社会需求的反应比政府组织更灵敏，计划的制定更及时，目标更集中，工作更有效率，因此，政府可以通过补贴的方式支持和利用非政府组织来开展工作。当然，适当的规范是必要的。

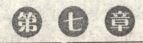

第七章 新型农村合作医疗的发展与完善

第一节 新型农村合作医疗制度概述

一、建立新型农村合作医疗制度的必要性

和谐社会已经成为新时期中国现代化建设的总目标。什么是和谐社会？胡锦涛主席的界定是：民主法制、公平正义、诚信友爱、充满活力、安定有序、人与自然和谐发展。按照这一理解，和谐社会应当是一个良性运行和和谐发展的社会，是社会成员各尽其能、各得其所的社会，是人们的聪明才智、创造力得到充分发挥和全面发展的社会，是经济社会协调发展的社会，是人与人、人与社会、人与自然和谐相处的社会。建设和谐社会，必须要坚持以人为本，树立全面、协调、可持续的发展观，促进经济社会和人的全面发展；要统筹城乡发展、统筹区域发展、统筹经济社会发展、统筹人与自然和谐发展、统筹国内发展和对外开放。

而解决"三农"问题，建设社会主义新农村是构建和谐社会的一个关键内容。长期以来，中国实行的农业支持工业、工农产品"剪刀差"等城乡"二元"结构的经济社会政策使城乡正在分化为两个不同的世界。巨大的城乡差距，农村经济、文化、教育、卫生等各项事业发展的落后以至"三农"问题已经成为当前存在的重大不和谐因素之一。"三农"问题不仅制约了农村经济发展，而且对整个国家经济结构的转型、工业化、城镇化进程都产生了不利影响，并日益成为妨碍社会稳定的"隐患"。从一定意义上说，没有农村的稳定和发展就不可能有整个社会的稳定和发展，没有农村的全面小康就不可能有全面的小康社会，没有农村的和谐，就不可能有城乡的和谐，就不可能有中国的和谐。

解决"三农"问题，实现农村和谐，最根本的是要增加农民收入，提高农民综合素质。而农民收入的增加又依赖于农民素质和创造财富能力的提高。因此，提高农民综合素质就成为"重中之重"，而首当其冲的是健康素质。健康是属于生存层次的一项基本素质，是其他各项素质的基础；健康且低成本也一直是农村劳动力拥有的最大比较优势和最大财富，是他们借以获取收入的根本。疾病是健康的最大杀手，如果失去医疗保障制度的庇护，农民将直接暴露于疾病风险之下，以个体微薄之力应对庞大的疾病风险，其脆弱性可想而知，因而随时可能因病损害劳动能力陷入贫困的深渊，乃至危及生存。而这必将危害农村乃至整个国民经济的发展和社会安定，成为建设和谐社会的巨大隐患。非典的出现已经向我们敲响了警钟。

进一步地说，和谐社会要坚持"以人为本"，要"促进人的全面发展"，使人民的政治、经济和文化等各项权利得到切实尊重和保障。这实际上是对我国的人权建设提出了新的要求，因而客观上要求建立农村社会保障制度，包括医疗保障。因为当今社会里社会保障已经不仅仅是社会的"安全网"、"减震器"，更是实现人权保障的重要手段。联合国大会 1948 年 12 月 10 日通过的《世界人权宣言》第 25 条规定："人人有权享受为维持他本人和家属的健康和福利所需的生活水准，包括食物、衣着、住房、医疗和必要的社会服务；在遭到失业、疾病、残疾、守寡、衰老或在其他不能控制的情况下丧失谋生能力时，有权享受保障。"而社会保障的职能正是对社会成员在遭遇"生、老、病、死、伤残、失业、贫困"等风险时给予基本生活保障并不断提高社会成员的生活质量。社会保障维护人格尊严、保障人权的作用已经得到各国法律乃至国际法的认同。联合国大会1966年通过的《经济、社会和文化权利公约》除了涉及劳动者的生命、自由、劳动等权利外，在第9条更是明确规定，"本公约缔约各国承认人人有权享受社会保障，包括社会保险。"我国《宪法》也明文规定："中华人民共和国公民在年老、疾病或者丧失劳动能力的情况下，有从国家和社会获得物质帮助的权利。国家发展为公民享受这些权利所需要的社会保险、社会救济和医疗卫生事业。"这些规定反映了人权的普遍性基本原则，表明了包括农民在内的所有中国公民都享有人权，享有社会保障的权利。

人权包括生存权、自由权、发展权等多项权利，其中生存权是基础。生存权保障包括所得保障与医疗保障。疾病会使人们最基本的生存条件都得不到满足，是威胁人类健康和基本生存权的重要杀手。因此，医疗保障是基本人权保障的重要内容。1978年，世界卫生组织发布了《阿拉木图宣言》，明确指出健康是一项基本的人权，是各国政府必须承担的责任。为保障人权，宣言中提出了2000年"人人享有初级卫生保健"的目标。世界各国纷纷对这一目标做出积极承诺，反映了各国政府对自身肩负的公民生存权保障和医疗保障责任的认同。前国务院总理李鹏曾代表中国政府向世界卫生组织承诺，到2000年全面落实农村卫生保健工作，实现"人人享有初级卫生保健"的目标。但农村合作医疗重建的失败使这一目标没能按时实现，农民卫生保健的不合格也带来了不利的后果，影响了"三步走"战略中预定的小康社会目标的顺利实现。

新型农村合作医疗制度建立之前，在城镇居民普遍享有医疗保障的同时，绝大多数农村居民却享受不到政府提供的任何形式的医疗保障的庇护。约90%的农民是自费医疗，有40%~60%的农民看不起病①。在一些农村贫困地区，有24.3%的家庭靠借钱或欠债来支付医药费，5.5%的家庭为了看病变卖家产，因病欠债的家庭有47%存在温饱问题②。农村地区应住院未住院的比重在1993年、1998年、2003年分别为40.6%、34.5%和30.3%。也就是说约1/3的人口应住院未住院。而导致他们没能住院的原因就是经济困难。2003年调查农民应住院未住院原因中，经济困难所占比重为75.4%③。被誉为"国民保健服务之父"的贝弗里奇曾经说过："病人因没钱而拒绝医疗，这是任何文明社会都不相容的。"它违背了人权的普遍性这一基本原则，违背了和谐社会"公平正义"的精神，不符合社会主义的本质。因此，政府为占中国人口绝大多数的农民提供基本医疗保障已成为建设和谐社会的必然要求。

而合作医疗制度是被实践证明符合中国国情的、行之有效的医疗保障形式。过去，合作医疗与赤脚医生、农村三级医疗保健网一起，被誉为解决农村卫生问题的"三大法宝"；三者共同形成了有中国特色的农村医疗保障制度，而合作医疗则是这个制度的基础。这一制度初步解决了农民"看不上病"、"看不起病"的问题，在保障农民享有基本的医疗服务，改善和提高农民健康状况方面发挥了重要作用。利用"一根针、一把草"，中西医结合，中

---

① 朱庆生：《农村有40%~60%的人看不起病》，人民网，2004年11月5日。

② 张文康：《学习〈决定〉贯彻〈决定〉开创我国农村卫生工作新局面》，《中国农村卫生事业管理》2002年第11期。

③ 卫生部统计信息中心：《中国卫生服务调查研究：第三次国家卫生服务调查分析报告》，中国协和医科大学出版社2004年，第44~45页。

国有效地抑制了传染病、寄生虫病和各种地方病的流行，死亡率尤其是婴儿死亡率迅速下降，人均预期寿命在1981年的人口普查中达到了67.9岁，接近发达国家的平均水平，在同类发展中国家中居于前列，被世界银行和世界卫生组织誉为"低收入发展中国家举世无双的成就"。中国的合作医疗也因此成为世界上低收入发展中国家发展医疗保障的范例，在国际上受到广泛推崇。2005年2月，诺贝尔经济学奖获得者印度经济学家阿马蒂亚·森教授在香港特别行政区发表的演讲，仍然对毛泽东时代中国的医疗体系表示赞扬。事实上，早在1987年，在与他人合著的《饥饿与公共行动》一书中，他就高度称赞中国在食物和医疗资源（包括农村的医疗服务）分配方面比印度公平得多，这使计划经济时代的中国人在健康状况方面远胜于同时代的印度①。

时至今日，在中国农村，尚没有其他任何一项社会保障制度能够像合作医疗那样深入人心，影响深远。合作医疗具有举办形式灵活多样、贴近群众等特点，能够更好地适应不同地区、不同收入水平农民不同的医疗需求。虽然合作医疗历经兴衰，但我们一直没有放弃，全国范围内各种各样的合作医疗研究、调查、实践一直没有间断。几十年来，关于合作医疗的众多成功经验与失败教训已经成为我们发展农村医疗保障的巨大财富。既然在"一穷二白"的情况下，合作医疗都能够成功帮助我们解决看不起病问题；在经济社会发展水平大大提高的今天，为何不能利用合作医疗再次创造农村医疗保障的辉煌呢？因此，新时期利用合作医疗保障形式，并结合时代特色，创造出适应社会主义市场经济要求和建设和谐社会需要的新型农村合作医疗制度就成为我们的必然选择。

---

① 王绍光：《巨人的瘸腿：从城镇医疗不平等谈起》，《读书》2005年第11期。

二、新型农村合作医疗制度框架

2002年10月，《中共中央、国务院关于进一步加强农村卫生工作的决定》（以下简称《决定》）中明确提出，要在全国农村建立新型农村合作医疗（以下简称新农合）制度。根据文件精神，卫生部、财政部、农业部三部委于2003年1月发布了《关于建立新型农村合作医疗制度的意见》（以下简称《意见》），对新农合制度做出了如下规定。

《意见》将新农合制度定位于政府组织、引导、支持、农民自愿参加，个人、集体和政府多方筹资，以大病统筹为主的农民医疗互助共济制度。《意见》的目标是："到2010年全国建立基本覆盖农村居民的新型农村合作医疗制度，减轻农民因疾病带来的经济负担，提高农民健康水平。"

新农合制度的建立要遵循以下原则：（1）自愿参加，多方筹资。新农合制度筹资主要来自于三个方面：农民以家庭为单位自愿参加新农合，缴纳合作医疗费；乡镇、村集体经济提供资金扶持；中央和地方各级财政给予专项资金支持。（2）以收定支，保障适度。（3）先行试点，逐步推广。

新农合制度一般以县、市为单位进行统筹。在管理方面，《意见》要求按照精简、效能的原则建立制度管理体制。省、地级政府成立由卫生、财政、农业、民政、审计、扶贫等部门组成的农村合作医疗协调小组。各级卫生行政部门内部设立专门的农村合作医疗管理机构。县级人民政府成立由有关部门和参加合作医疗的农民代表组成的农村合作医疗管理委员会，负责有关组织、协调、管理和指导工作。委员会下设经办机构，负责具体业务工作。《意见》还明确指出，经办机构的人员和工作经费列入同级财政预算，不得从农村合作医疗基金中提取。

《意见》规定新农合实行个人缴费、集体扶持和政府资助相结合的三方筹资机制。其中农民个人每年的缴费标准不低于 10 元；有条件的乡村集体经济组织应对本地新型农村合作医疗制度给予适当扶持；地方财政每年对参加新型农村合作医疗的农民的资助不低于人均 10 元。从 2003 年起，中央财政每年通过专项转移支付，对中西部地区除市区以外的参加新型农村合作医疗的农民按人均 10 元的标准提供补助。

在资金管理方面，《意见》明确规定农村合作医疗基金要按照以收定支、收支平衡和公开、公平、公正原则进行管理，必须专款专用，专户储存。具体而言，农村合作医疗基金由农村合作医疗管理委员会及其经办机构进行管理。经办机构要定期向农村合作医疗管理委员会汇报农村合作医疗基金的收支、使用情况，并采取张榜公布等措施向社会公示。农村合作医疗基金主要补助参加新型农村合作医疗制度的农民的大额医疗费用或住院医疗费用。农村合作医疗基金的使用和管理要接受由相关政府部门和参加农村合作医疗的农民代表共同组成的农村合作医疗监督委员会的监督，并要接受审计部门的监督。

第二节　新型农村合作医疗试点现状与问题

据卫生部统计，截至 2006 年 6 月 30 日，全国开展新农合试点的县(市)达到 1 399 个，占全国总县(市)的 48.88%，参加合作医疗的人口 3.96 亿，占全国农业人口的 44.72%，参合率为 80.10%[1]。参合农民就诊率和住院率均明显提高，就医经济负担有所减轻，

---

[1] 卫生部农卫司：《2006 年上半年全国新型农村合作医疗运行情况》，http://ccms.org.cn，2006-08-28。

农民因病致贫、因病返贫问题有所缓解。国务院还决定，从2006年开始，提高财政补助标准，中央财政对中西部参合农民的补助在原有人均10元的基础上再增加10元，地方财政也要相应增加10元，农民个人缴费标准保持不变。逐步扩大试点覆盖面，争取2008年将这一制度在全国基本推行，确保2010年实现基本覆盖农村居民的总体目标。

新农合的快速推进与改革开放后合作医疗覆盖率在10%左右徘徊的局面形成了鲜明的对比。不过，正如吴仪副总理强调指出的那样，新型农村合作医疗是一项复杂的社会系统工程，涉及面广、政策性强、制约因素多，具体工作中会遇到许多困难和问题。这些问题决定了建立新型农村合作医疗制度不可能一蹴而就。新农合试点中确实遇到了一些难题，这些难题的复杂程度与严重程度远远超出了制度设计的预期。下面我们就从筹资、管理、补偿、医药配套等方面对试点现状和问题作一说明。

一、筹资

基金筹集是新农合运转的起点，也是制度顺利运行的基础。根据调查，新农合中各方主体的总筹资到位率还是比较高的，达到了90%。但在高筹资到位率后面，也隐含着筹资的可持续性问题。当前，农民对合作医疗到底能走多远还缺乏足够的信心。由于对干部、对政策的不信任等多种原因，部分农民在有能力参保的情况下也不愿交费。即使是已经筹集到的农民交费，一般都是基层执行机构挨家挨户上门收取，甚至是一对一谈判出来的。一旦出现风吹草动，很难保证农民筹资的持续性。与此同时，部分贫困农民收入水平很低，无力缴费。地方上只好采取东挪西借的方式筹集资金，如国家级贫困县之一的云南省墨江县，采取了让挂钩扶贫单位的干部职工捐款的方式为贫困农民缴了费，但这毕竟不是长久之计①。

况且，政策规定的筹资程序是中央补助资金要在地方政府补助资金到位后再拨付，地方政府的补助资金要在农民交费后再拨付。结果，由于农民担心地方政府乱收费，而不愿意先交钱，地方政府难以顺利地筹集到资金。一些基层干部在发动农民自愿参保难以完成上级行政命令，达到规定试点数量、指标、进度的情况下，为追求政绩，强迫农民参加合作医疗；或者向乡村干部搞任务包干、向农户搞摊派；有的强迫乡（镇）卫生院和乡村医生甚至民办教师代收代交；有的未征得农民同意就向企事业单位或金融机构借贷垫付等，并借此套取中央的补助资金，出现了"套资"、"钓鱼"等不正当行为②。同时，基层财政的紧张导致部分地方财政对农民的资金补助并未落实；筹资程序的限制也导致中央和省、市财政拨款的滞后③。

中央财政拨款滞后问题已经得到了改善。按照财社〔2004〕37号文件精神，从2005年开始，中央财政在当年上半年根据各地上年已启动的合作医疗试点县和当年扩大试点县截止上年底农民缴费人数等情况，按照75%的标准预拨当年补助资金。此外，卫农卫发〔2006〕13号文件规定，地方财政增加的10元合作医疗补助经费，应主要由省级财政承担，原则上不由省、市、县按比例平均分摊。不过，地方财政原来的10元补助中，基层财政分担的比

---

① 云南省统计局：《云南省新型农村合作医疗试点工作情况及存在的问题》，www.stats.gov.cn，2004-05-19。

② 范利祥：《"套资冲动"与"钓鱼工程"——新型农村合作医疗暗流》，《21世纪经济报道》，2004-03-22。

③ 胡善联：《全国新型农村合作医疗制度的筹资运行状况》，《中国卫生经济》2004年第9期；陈健生：《新型农村合作医疗筹资制度的设计与改进》，《财经科学》2005年第1期。

例并没有调整。因此，财政困难的县级政府对新农合的补助问题仍然有待解决，而农民的筹资状况受多种因素影响，短期内很难有大的改善。

二、管理

目前，新农合的管理工作主要集中在县乡两级管理机构，大致可以分为行政管理和具体业务经办两部分。其中，行政管理职能主要是由卫生部门行使。新农合以县级为基本的统筹单位。相比较过去的合作医疗，基金统筹层次提高，抗风险能力增强，制度设计时特别担心的基金超支现象不明显。不过，试点中出现了另外一种现象：基金大量结余。由于筹资的有限，各地为了防止基金超支，都在制度设计中强化需求方道德风险行为的控制，制定了较为严格的起付线、封顶线、报销比例标准。结果，导致全国范围内基金大量结余。统计数据显示，截至2004年4月中旬，全国范围内新型农村合作医疗试点第一年筹集到的基金有36.21亿元，支出15.36亿元，结余20.84亿元，补偿支出占实际筹集资金的42.00%。也就是说结余资金比例达到了58%[1]。个别地区的补偿支出仅占基金总额的11%[2]。建立合作医疗制度的目的是为了对农民的疾病风险给予保障。可是，过多的结余影响了合作医疗保障目标的实现，也降低了合作医疗对于农民的吸引力。这反映出制度设计对于需方的控制过于严格。同时，制度并没有对医疗消费的主导方医疗供方给予足够的监管，导致药价虚高、以药养医等现象依然存在，不合理医疗费用并没有得到很好的控制。

---

[1] 胡善联：《全国新型农村合作医疗制度的筹资运行状况》，《中国卫生经济》2004年第9期。

[2] 《新型农村合作医疗：越穷的地区参与者越少》，《财经时报》第586期（2004年10月18至2004年10月24日）。

这反映出制度设计的偏差。

另外较为突出的问题就是管理成本高昂以及许多地方机构、人员、经费没有得到落实。为了保证试点的顺利推行，各地对于合作医疗的宣传发动工作都投入了很大人力物力。而且，由于政策规定新农合实行自愿参保的原则，很多合管办工作人员只好走街串巷挨家挨户到农户家收费，有的农户家甚至要跑几趟。这使得制度的管理成本很高昂。如云南省玉龙县仅新型农村合作医疗的初次宣传动员就发生显性支出 38 万元，接近农户交费总额的 1/4，太高的管理成本使制度不堪重负。湖北、浙江、吉林等省的试点中也出现了相同的问题[1]。政策规定新农合管理经费由各级财政自行负担，不能从合作医疗基金中提取。这对于本身就很困难的县乡基层财政来说是一个不小的负担。导致很多试点地区管理经费不足，管理条件低下，管理机构和人员的编制没有落实，信息化管理跟不上；而且主要是临时抽调人员负责这项工作，影响了工作的效率和质量[2]。

按照具体经办合作医疗基金支付业务的部门来分，试点主要有三种类型[3]：

- 卫生部门所属合作医疗管理中心经办。在目前试点中，这种模式占 94%，其优点是卫生部门既监管合作医疗，也监管医疗机构，"一手托两家"；能够采取由医疗机构初审、垫付的方式，方便农民报销，减少经办人员。可是，这些合作医疗经办人员，

---

[1] 高梦滔、王健：《从需求角度对新型农村合作医疗可持续性的思考》，《卫生经济研究》2004 年第 10 期。

[2] 云南省统计局：《云南省新型农村合作医疗试点工作情况及存在的问题》，www.stats.gov.cn，2004-05-19。

[3] 李美娟、王丽、邓卫华：《我国新型农村合作医疗现行模式比较分析》，www.cncms.org.cn，2005-10-24。

多数是医疗机构的工作人员。经办人员的人权、财权都由医疗机构掌握，可以说实际上是医疗机构在负责基金支付。因此，经办人员不可能对医疗机构诱导需求、过度用药等侵害合作医疗基金的行为加以约束，这种管理模式也不利于控制医疗费用，保证基金收支安全。

• 社保部门所属社保结算中心经办。这一模式占2%，主要分布在东部农业人口比较少的地区。其优点是能充分利用现有社保中心的力量，可实现公共资源共享，节省管理成本，为促进城乡一体化医疗保障体系的建立打下基础。其缺点是社保中心作为第三方付费，对医疗行为的约束作用较差。而且，只适用于城乡连接比较紧密的地区。

• 商业保险公司代理结算业务。这一模式占4%，主要在东部和中部一些地区，如江苏的江阴、河南的新乡等。其优点是商业保险公司具有专业技能和费用理赔的经验，审核严格规范；可以减少政府前期设立机构，聘用人员等具体工作，节省行政管理费用。如河南省新乡市2004年将覆盖全市338万农民的农村合作医疗移交中国人寿新乡市分公司管理后，全市从事这项工作的财政供养人员从544人减少到50人，运营经费从1 038万元减少到300万元以下。加上政府支付给人寿保险公司管理费用（保险费的1%，100万元），政府支付的管理费总额大体为400万元，节约了至少600万元左右。与其他实行政府管理的试点地区相比，管理成本大大降低。而且，管理效率更高，资金安全性也更有保证。相反，按照全国一律的管理模式，以县级为试点单位，由县政府集决策、经办、管理、监督多重角色于一身，不仅仅直接管理发生多重困难，更难的是，由县政府直接管理基金，公共权力不受制约，难免发生基金挪用、截留等问题。移交保险公司管理后，实现了管办分离，政府主要的职能是政策制定和监督，这就使政府能够腾出更多的时间发现问题和解决问题，提高了政府工作的效率，也减少了因政府部门追求部门利益而损害参合农民的现象①。这种模式的缺点是属于第三方付费，对医疗行为约束作用较差。新乡的试点中就发现承担新农合监管责任的卫生部门没能负起责任来，当保险公司要求医院履行规定时，卫生部门常常替医院讲话。同时，这种模式需要定期签订合同，增加了方案的变动和制度的不稳定。

中央对上述典型问题做出了反应。卫农卫发[2006]13号文件规定，要在建立风险基金的基础上，坚持做到合作医疗基金收支平衡，略有结余。不过，在医药费用飞速上涨和不合理医药费用难以控制的情况下，科学合理的补偿方案很难制定。同一文件还规定，如果农民个人自愿，经村民代表大会讨论同意，可以由村民自治组织代为收缴农民的个人缴费。这有利于利用村级现有组织资源，降低新农合的管理成本。但是，管理成本的真正降低还要以农民对制度的理解和信任为条件。而这还需要一个过程。而且，村民自治组织是否会滥用权力又成为接下来需要关注的问题。政策同时规定，支持保险公司参与合作医疗业务服务的试点。地方各级人民政府要对新增试点县(市、区)适当提供启动经费；中央财政将通过专项转移支付对中西部地区的试点工作予以支持。这一笼统规定不知能否对解决试点地区的管理经费难题有所帮助。

三、补偿

目前合作医疗补偿的主要类型有单纯大病统筹(住院、住院和门诊大额费用)和大病、小病兼顾(既补住院费用又补门诊费用)

---

① 杨团：《利用保险公司和保险机制进行城乡困难群体医疗保障的探索》，http://www.usc.cuhk.edu.hk/wk.asp，2005年7月5日~7月11日。

两种类型。在全国试点地区中前者占28%，后者占72%，其中门诊费用补偿模式又分为设立家庭账户和设立门诊统筹基金两种，除沿海几个经济发达的省份外，多是以住院和门诊统筹兼顾的补偿模式为主。

大病统筹模式76%集中在东部地区，中部占16%，西部只占8%。该模式的优点是，具有较强的抗风险能力，对防止"因病致贫"和"因病返贫"具有一定的作用，而且管理比较简单。但其缺点是人群受益面小，一般受益率仅仅为参保人总数的3%～5%，预期家人不会得大病的农民就不愿意参保。结果，农民自愿缴费率低，很多地方借助外部资金代替农民缴费来维持制度运转。因此，单纯大病补偿模式在持续发展方面需要进一步探索。

住院统筹加门诊家庭账户模式80%集中在中西部地区，其优点是有助于吸引农民以家庭为单位参保，扩大覆盖面，控制逆选择，且能控制门诊费用的支出。但是，与城镇基本医疗保险制度中个人账户的缺点相似，家庭账户会带来合作医疗基金的积淀，分解了统筹基金互助共济的作用，而且增加了制度的管理成本。

住院统筹加门诊统筹模式78%集中在东部地区，有19%在中部地区。它的优点是能够提高农民互助共济的意识，鼓励参合农民及时就医，提高门诊服务的利用率和合作医疗的收益率，增强新农合的吸引力。但缺点是在按比例报销时，手续麻烦，除非建立了计算机信息系统，不然很难做到即时即报，管理成本相对较高。而且小病发生频率高，增加了监管工作量和控制道德风险行为的难度。新农合试点中就出现了冒名借用别人的合作医疗证套取合作医疗基金的现象。况且，小病本来就不是真正的风险，对小病提供保险也不符合保险学原理。

新农合相关统计表明，到2003年底新农合已得到补偿的人次数占参加合作医疗总人次数的比例为22.10%，也就是说按照人头计算的新农合的平均受益率为 22.10%。门诊补偿率与住院补偿率间没有明显的差异。这个受益率还比较高，估计主要是小病补偿做的"贡献"。同时，合作医疗患者花费的总的医药费用是 48.633 亿元，补偿 15.368 亿元，平均补偿率为 31.60%①。这个比例很低，表明合作医疗解决看不起病、因病致贫的能力还很有限。

与补偿比例过低相关联的另外一个问题是新农合的公平性。就新农合制度设计而言，将其致力于解决农民看不起病、因病致贫的目标归结为公平取向应该是没有问题的。但是，制度实施中却产生了偏离公平目标的现象。由于患病人群和低收入人群不相重合，在按人头平均收费和只报销部分医药费用的情况下，由于收入较高的人群一般比低收入人群更多地利用卫生资源，还是可能受到低收入人群的补贴。云南省玉龙县试点的调查结果表明，在筹资和医疗费用补贴方面存在双重的"累退"性②：贫困人群参保率更低；非贫困组的人群获得中央与地方财政补贴的比例最高；较为富裕和靠近县城的乡镇多占了报销的份额，而较为边远的乡镇实际上在县的统筹水平上接济了富裕乡镇。结果使制度偏离了设计的初衷，呈现出不公平状况。

没有十全十美的办法从根本上解决上述问题。倘若根据收入水平缴款，一方面农民的收入难以统计，将增加制度的筹资成本；另一方面还会因此引发农户和制度管理者之间的纠纷。如果放弃部分补偿医药费的原则，则难以防止患者的过度消费行为。现实的解决办法是将制度控制医疗费用的重点由需方转向供方，同时适当提高制度的补偿比例。另一方面，要做好与农村医疗救助制

---

① 胡善联：《全国新型农村合作医疗制度的筹资运行状况》，《中国卫生经济》2004 年第 9 期。

② 高梦滔、王健：《从需求角度对新型农村合作医疗可持续性的思考》，《卫生经济研究》2004 年第 10 期。

度的衔接工作，对低收入人群的疾病风险给予更多的保护。

四、医药配套

新农合制度中，筹集到资金只是制度运转的前提。只有具备质优、价廉的医疗服务与药品供应体系，才能够在参保农民患病时给予及时、有效的诊治，才能真正化解农民的疾病风险。因此，良好的医药配套体系建设对于新农合的发展至关重要。

当前，我国农村地区医疗设备条件落后，高素质医务人员缺乏，药品市场混乱，假冒伪劣药品很多，乡村医疗机构存在以药养医等行为。这些都影响了新农合的保障效果。部分试点地区定点医疗机构不能满足农民的疾病治疗，尤其是大病治疗需求，影响了新农合对农民的吸引力。值得高兴的是，卫生部前部长高强表示，"十一五"时期我国将加强农村卫生基础设施和农村卫生人才队伍建设。卫生部会同有关部门已经或正在开展农村卫生基础设施发展规划，农村医生定向培养工作和万名城市医生支持农村工程，关于农村卫生人员的培训规划也正在研究制订。相信随着这些措施的实施，农村卫生资源的数量和质量将逐步得到有效的提升。

卫生资源缺乏的客观问题容易解决，但是医务人员的主观态度与行为就不好控制了。有调查发现，合作医疗实行后，一些定点医疗机构过度用药、不合理治疗检查问题比较突出，医疗费用呈现普遍上涨的趋势，患者得到报销后实际承担的药品费用跟直接在药店买药的支出差不多，甚至还要贵①。结果，一方面，新农合严格的报销比例控制制度使农民合理的医疗需求受到了抑制，

---

① 周海沙、李卫平：《新型农村合作医疗实际运行中的问题探讨》，www.drcnet.com.cn，2005-11-04。

从制度中得到的实惠有限；另一方面，医疗机构与医务人员的不规范行为导致了基金的浪费与流失！这些问题严重影响了新农合的保障效果，也使得通过合作医疗来减轻农民医疗负担的制度目标不能很好地实现。这一问题与信息不对称的存在和医疗供方的代理人角色有关，本章第四节将对此详细讨论。

正如孙立平先生所讲的那样，城乡虽然是"二元"社会，存在巨大的收入差距，但是医疗服务和药品市场却是统一的。农村药品价格主要是依据城市的标准制定的，这当然会对农民以及农村合作医疗制度带来很大负担。而且，由于"医药勾结"，医药价格持续上涨。卫生服务调查显示，我国近年医疗费用一直呈两位数上升。而新农合的缴费水平很低而且是固定的。也就是说制度的保障能力将年年下降。毫不夸张地说，如果不能从根本上控制虚高的药价和以药养医行为，设计再完美的新农合制度也终将被拖垮。要解决这一问题，必须从根本上改变医疗费用的控制重点，由控制需方为主转向控制供方为主，从根本上消除诱导需求、药价虚高、以药养医等现象。而这又要求必须在医疗保险制度改革的同时，对整个国家的医疗体制、药品生产与流通体制进行彻底改革，切断医疗服务供应方收入与提供医疗服务数量和销售药品数量之间的直接联系。否则，任何一项改革的"单兵突进"都难以达到最终的目标。农村药品"两网"建设"中梗阻"和城市药品阳光采购"见光死"等诸多问题的存在就是例证①。而城镇医疗保险制度改革的艰难历程更验证了这一点。因此，城乡医药体制的配套改革已经成为新农合推进中亟待解决的问题。

---

① 丛峰、熊艳：《农村用药改革遭遇"中梗阻"》，《中国改革报》，2003-12-30；《农村药品"两网"四大顽症待治》，www.drcnet.com.cn，2005-10-18。

第三节 新农合筹资与保障水平的区域差异①

中国各地农村经济、社会发展状况很不平衡，与之相对应，新农合的筹资与保障水平在东部、中部与西部地区之间也存在着巨大的差异。

一、东部地区

由于经济发展水平较高，地方财政和农民的筹资能力较强，东部地区新农合的开展虽然没有中央财政的补助，但筹资水平和保障水平仍然较高。以浙江省试点地区为例②。到 2004 年 8 月为止，浙江省新农合 27 个试点县市中，经济强县 9 个，中等发展水平县 8 个，欠发达、海岛及其他财政"两保两挂"县 10 个。27 个县市有农业人口 1 050 余万人，占全省农业总人口的 30.62%，2003 年农民年人均纯收入 5 465 元。27 个试点县共有人口 1 178.07 万，应参加合作医疗的人口为 1 031.17 万人。截至 2004 年 7 月底，各试点县实际参加 848.55 万人，参合率 82.29%。

27 个县全部为各级财政、村集体和农民个人多方筹资，其中部分地区还有捐赠。筹资水平 30~49 元的有 11 个县，50~69 元的有 8 个县，70 元以上的有 8 个县，筹资水平最高 105 元的宁波镇海区，农民出资 35 元，各级财政出资 70 元。全省平均筹资水平 50 元。补偿模式共有两种。采取"保大"的共 21 个县，占 78%；采取"保大"+"保小"的共 6 个县，占 22%。住院费用 500 元起付

---

① 邓大松、杨红燕：《新型农村合作医疗筹资与保障水平分析》，"当代中国社会保障体系和谐发展研讨会"论文集，2007 年 1 月。
② 李兰娟等人：《浙江省新型农村合作医疗试点情况的初步研究》，www.cncms.org.cn，2005-03-04。

的有6个县，1 000元起付的有10个县，1 500元起付的有1个县，2 000元起付的有3个县。住院费用补偿最大限额从1万~4万元不等，1万~1.5万元6个县，2万元10个县，2.5万~3万元7个县，3.5万~4万元4个县。已有14.39万人次的参保农民得到住院报销，实际报销17 538.36万元，住院补偿率为24.1%，住院受益面为1.69%，人均报销1 220元；26.4万人次得到门诊报销，实报门诊费用348.07万元，人均13.18元；22.45万人享受了健康体检。

以上数据表明，东部地区不同试点县市的经济发展水平、筹资与补偿能力的差异很大。整体而言，东部地区新农合的筹资水平与保障能力仍不高。不过，相对于中西部地区而言，东部地区新农合的筹资水平与保障能力更高，尤其是对于大病风险的分担能力也更强。而且，东部地区无论是农民还是各级财政，为新农合出资的能力都更强，而新农合保障水平的提高也更有潜力，克服筹资困难实现持续发展的可行性也更大。

二、中部地区

中部地区的经济发展水平没有东部地区高。但是，中部地区新农合的开展可以得到中央政府的补助。总的来看，中部地区新农合筹资水平比东部地区低，一般比国家规定的30元的筹资标准稍高一点。相应地，保障水平比东部地区低。下面以湖北省试点地区武穴市和当阳市为例①进行分析。

---

① 刘志强：《武穴市新型农村合作医疗基金运作的调查及对策研究》，《中国初级卫生保健》2005年第4期；王保真、王禄生、李宁秀、刘晓红：《坚持40余年的武穴市合作医疗》，《中国初级卫生保健》2004年第1期；当阳市财政局：《规范财务制度，加强收支管理，保证新型农村合作医疗制度稳健运行》，2004年湖北省财政厅会议资料；全国新型农村合作医疗试点工作取得明显成效，www.gov.cn/ztzl/2005-12/30/content_142860.htm。

武穴市位于湖北省东部，长江北岸。全市总面积1 200.35平方公里，主要以丘陵为主（占76.70%）。总人口72.95万，其中农业人口57.57万，占78.90%。2001年农民人均纯收入2 436元，与全国平均水平持平。从计划经济时期到现在，40余年来一直坚持合作医疗制度，2003年开始进行新农合的试点。当阳市位于鄂西山区向江汉平原过渡的地带，是宜昌市的东大门，距离三峡大坝80余公里。总人口50万，其中农业人口36万，于2005年开始试点。

武穴市新农合基金主要由农民个人自愿交纳、地方财政补助、中央财政转移支付部分构成。除了各级财政每人每年补助的20元外，参加新型农村合作医疗的农民每人每年缴纳15元，共计每人35元。新型农村合作医疗基金分为住院医疗基金、门诊医疗基金、大病救助金、风险储备金。住院医疗基金为人均19元，门诊医疗基金为人均12元。风险资金为人均2元。医疗费用补偿方面，武穴市规定了不同的比例。在居住地卫生室、乡卫生院门诊就诊的补偿30.0%，每就诊人次最高补偿为4元。住院则分段补偿。1 000元以下补偿30.0%，1 001~3 000元补偿35.0%，3 001~5 000元补偿40.0%，5 001~10 000元补偿50.0%，10 001~20 000元补偿60.0%，20 001元以上补偿70.0%，每人每年最高补偿限额为20 000元。门诊补偿水平很低，住院补偿水平一般。

当阳市人均筹资水平约40元[①]。2005年，全市参合农民27.49万人，参合率为83.39%。截至2005年7月31日，全市参合农民门诊就诊12.7万人次，补偿医疗费用161.64万元，次均补偿12.7元；住院8 273人次，补偿医疗费用423.53万元，人均

---

① 根据当阳市财政局报告材料计算所得。当阳市财政局：《规范财务制度，加强收支管理，保证新型农村合作医疗制度稳健运行》，2004年湖北省财政厅会议资料。

补偿 511.94 元，补偿比例为 27.6%。门诊补偿水平较高，但住院补偿水平不高。2005 年全年共报销门诊费用 185 万元，报销住院费用 620 万元，报销率 27.79%，高于全省平均水平。

武穴市和当阳市的试点对于全国中等经济发展水平的农村地区具有代表性。从两市的情况来看，中部中等经济发展水平地区筹资水平与总体补偿水平比东部地区更低，医药费用补偿率还不到 30%，这与上文的测算结果是一致的。由此可见，在中等经济发展水平地区，新农合对于缓解农民因病致贫、看不起病问题所起到的作用是很有限的。

三、西部地区

西部地区经济发展水平最低，而且，贫困人口较多，贫困面大。因此，无论是地方政府的配套支持还是农民个人的筹资能力都很低，制度的保障水平也最低。以云南省试点的几个贫困县为例（见表 7-1）①。

表 7-1　　　云南省六个试点县人口及社会经济情况表

	龙陵	会泽	宣威	泸水	香格里拉	玉龙
总人口（万人）	26.23	89.64	131.5	15.53	14.74	20.79
农业人口（万人）	24.40	82.94	118.4	12.37	11.08	19.71
农业人口占总人口比例（%）	93.02	92.32	90.03	79.70	75.19	94.8

---

① 王元昆、张毅萍、李秋心、罗萍、陈桂勤：《云南省新型农村合作医疗调查报告》，《医学与哲学》2005 年第 2 期；高梦滔、王健：《从供给角度对新型农村合作医疗可持续性的思考——云南省玉龙县新型农村合作医疗试点情况调研报告之一》，《卫生经济研究》2004 年第 9 期；高梦滔、王健：《从需求角度对新型农村合作医疗可持续性的思考——云南省玉龙县新型农村合作医疗试点情况调研报告之二》，《卫生经济研究》2004 年第 10 期。

续表

	龙陵	会泽	宣威	泸水	香格里拉	玉龙
农业绝对贫困人口（625元/人/年）(万人)	6	0.3678	5.29	3.10	3.80	5.72
农民人均年收入(元)	1 451	—	1 527	1 005	1 180	1 166

资料来源：王元昆、张毅萍、李秋心、罗萍、陈桂勤：《云南省新型农村合作医疗调查报告》，《医学与哲学》2005年第2期；高梦滔、王健：《从供给角度对新型农村合作医疗可持续性的思考——云南省玉龙县新型农村合作医疗试点情况调研报告之一》，《卫生经济研究》2004年第9期。

如表7-1，龙陵、会泽、泸水、香格里拉、玉龙是贫困县，潞西、泸水、香格里拉为多民族聚居地。玉龙县位于云南省西北部金沙江中游，其他5个县的绝大多数乡镇都处于山区、半山区，香格里拉为高寒山区县。龙陵、会泽、宣威三县（市）农业人口占总人口90%以上。龙陵、香格里拉、玉龙农业绝对贫困人口（625/人/年）占农业人口比例较大。但除泸水外，各地参合率都超过了70%（见表7-2）。

表7-2　　新型农村合作医疗进展情况（截至2003年9月25日）

	龙陵	会泽	宣威	泸水	香格里拉	玉龙
参合农民比例(%)	81.59	93.64	93.73	63.00	84.45	76.06
参合绝对贫困人口占农业绝对贫困人口比例(%)	30.16	100	100	100	100	100

说　明：玉龙县的资料期限截至2004年1月。

资料来源：同表7-1。

四、存在的问题

各地由于筹资水平的有限,提供的保障水平很低。如表7-3,龙陵、会泽、香格里拉等地门诊提供的补偿水平为4~8元。住院提供的补偿约400~600元,补偿水平非常低,对于保障农民医疗需求所起的作用十分有限。而且,制度运行中还存在许多问题。

表7-3　　　　云南省几个试点县医疗费用补偿情况表

	门诊补偿人次(人次)	门诊补偿金额(元)	次均门诊补偿金额(元)	住院补偿人次(人次)	住院补偿金额(元)	次均住院补偿金额(元)
龙陵县	7 584	60 738.14	8.01	430	179 210.68	416.77
会泽县	161 459	700 415.99	4.34	4 871	2 088 872.28	428.84
香格里拉县	34 123	185 841.58	5.45	878	438 781.79	499.75
玉龙县	35 430	145 973.6	4.12	1 459	83 9674.93	575.51

说　明:各试点县资料的期限为:玉龙县,2003年8月至2004年3月;龙陵县,2003年8月25日至9月20日;会泽县,2003年6月至10月;香格里拉县,2003年8月25日至2004年2月25日。

资料来源:同表7-1。

(一)制度筹资的可持续性问题

地方政府筹资的持续性差。在当前情况下,中国西部地区贫困县多是"吃饭财政",县级政府资金来源有限,对新农合筹资的支持能力有限。需要中央和省、市加大转移支付的力度才能保证基层政府资金支持的可持续性。如玉龙县每年维持合作医疗需要财政负担的支出大约60万元。加上县财政配套资金需要65万元左右(按照参合率90%估计),一年总数在130万元上下。玉龙县地方财政2003年一般预算收入1 750万元,人均84元,上级财政转移支付补助11 700万元。全县地方可用财力13 450万元,全县财政供养人员8 217人。仅仅"保工资、保运转"的财政支出就高达15 600万元。长期对新农合提供支持的话,困窘的财政实在是力不从心。

(二)制度高昂的管理成本问题

由于采用挨家挨户上门收缴保险费的办法,各地的管理成本很高。采取家庭账户的试点地区,管理成本更加高昂。如玉龙县调查表明,仅仅从每年宣传发动、设备购置成本和人员经费来看,显性的合作医疗管理费用就占到资金总额的17%左右,管理成本非常高。当然,在全国所有的试点地区,包括东部地区都存在这一情况。但是,新农合管理成本中包含部分不变成本。制度绝对筹资额越低,管理费用所占的比例就越高。西部地区很低的筹资水平下管理成本就显得非常高昂。再次,公共卫生问题。在新农合轰轰烈烈开展的同时,各地的公共卫生项目并没有得到很好的保证。结果,一些试点地区就采用了合作医疗与公共卫生项目捆绑的做法。例如,玉龙县财政每年必须配套合作医疗资金为53.97万元,而2003年玉龙县一年的公共卫生显性支出仅仅46万元。结果,玉龙县对新农合的投入中部分就变成了公共卫生"搭便车"费用。其他地区的试点中也存在这种做法,如湖北武穴市。对于困难的基层财政来说,这种做法是加大公共卫生投入的一种现实选择。不过,毕竟公共卫生项目与新农合需要农民个人缴费、自愿参加的性质不符,没有参加新农合的人群可能会在公共卫生的享受方面受到排斥。

(三)医疗救助与贫困人口参保问题

部分贫困地区由于医疗救助资金有限,一些最需要救助的贫困人群并没有得到新农合的保障。到 2004 年 3 月为止,玉龙县仅仅筹集到医疗救助资金 14 万元,按贫困人口计算人均不足 1 元。并且按规定只有参合人员才有可能享受医疗救助。从实际运行的情况来看,至今享受到医疗救助的不足 10 人。龙陵县参保的绝对贫困人口仅占全部绝对贫困人口的 30.16%。事实上,就云南省全省的情况来看,新型农村合作医疗筹集的救助基金也不过 600 万元,而云南省 2002 年贫困人口就有 764 万人,医疗救助仍然是杯水车薪。实际上这种情况具有一定的普遍性,不仅仅云南如此。在 2003 年末提交中央的新农合四个试点省,吉林、云南、湖北、浙江的新型农村合作医疗试点报告中,几乎都提到医疗救助资金的不足,使非参合的最贫困人群几乎被排斥在了医疗救助的范围之外。玉龙县的调查还表明,无论是从参保人员构成还是从报销情况来看,都存在按收入水平累退的现象。即收入高的人群相对于收入低的人群参保率高,得到政府的补助多;较为富裕和离县城近的乡镇多占了报销的数额,而较为边远的乡镇实际上在县的统筹水平上接济了富裕乡镇。这一结果与收入较高的人群对于共付部分负担能力更强有关。同时,也是新农合筹资与保障水平较低的缘故。总之,这一结果客观反映了新农合在解决农民看不起病问题上有一定的偏差,最为贫困的人群并没有很好地享受到新农合的保障[1]。

---

[1] 高梦滔、王健:《从需求角度对新型农村合作医疗可持续性的思考——云南省玉龙县新型农村合作医疗试点情况调研报告之二》,《卫生经济研究》2004 年第 10 期。

五、政策建议

当前,新农合整体筹资与保障水平不高。要随着制度的推进,农民对新农合认识和了解的加深,逐步增加制度的筹资额。同时,要实现保障水平的提高,必须控制医疗费用绝对水平和增长速度。否则,新农合的顺利运行与保障目标的实现根本无从谈起。东部和中部经济发展水平较好和中等的地区,提高财政支持力度和农民筹资水平都有空间。可以根据各地实际情况逐步增加筹资额,提高制度保障水平。而中、西部少数贫困地区,农民缴费能力和地方财政负担能力都有限,勉强建立新农合似乎并非恰当的选择。在这些地区,集中有限的财力发展农村公共卫生和医疗救助,控制传染病、流行病、地方病的发生;对于最贫困人群的最基本医疗需求给予保障;改善乡村医疗服务的可及性,提高医疗机构的设备条件和医务人员的服务质量,保证农民能够享受到质优价廉的医疗服务才是保障农民医疗需求最紧迫、最具有公平性和效率性的选择。

第四节 政府间博弈与新农合政策的推行[①]

一、政府间博弈与执行目标的差异

公共管理理论认为,政策成败的关键不仅在于政策本身是否科学,而且在于政策能否得到妥当的执行。而后者在很大程度上又与执行主体的主观态度与行为有关。新农合试点中,中央与地

---

① 参见杨红燕:《政府间博弈与新型农村合作医疗政策的推行》,《云南社会科学》2007年第1期。

方各级政府分别是政策的制定者和执行者，它们之间存在着利益分化和博弈。这对于制度的发展有着重要影响。

新农合是政府主导的强制性制度变迁。制度不是农民为追求合作医疗的预期收益而自下而上建立起来的，而是依靠政府强制力自上而下建立的。2002年10月，《中共中央、国务院关于进一步加强农村卫生工作的决定》中明确提出，要在全国农村建立新型农村合作医疗（以下简称新农合）制度。之所以要建立这一制度，直接的原因可能是为了缓解农民疾病经济负担，解决农民看不起病、因病致贫问题。但从深层次来看，在很大程度上是为了促进城乡经济社会协调发展和社会公平。改革几十年来，中国在保持GDP高速增长的同时，也出现了一些深层次矛盾。城乡之间、地区之间贫富差距过大和"三农"问题等已经成为中国经济进一步发展的桎梏。而医疗、教育等社会事业发展的滞后不仅影响了人们素质和社会公平性的提高，而且与社会保障制度的不完善等因素一起共同导致了人们对未来的不良预期以及持续的内需不足，严重制约了下一步改革的顺利进行和经济社会的协调、可持续发展。中央政府认识到了这一点，提出了以人为本，全面建设小康社会，树立科学发展观，建设和谐社会等经济社会发展新思路，在经济发展的同时致力于发展社会事业，促进社会公平，缩小城乡、地区差距。正是在这一背景下，中央政府提出了工业反哺农业、建设社会主义新农村等观点，采取了取消农业税、增加农民收入、加强农村基础设施建设、建立新农合等一系列政策措施。可以说，中央政府是从致力于经济社会发展的全局和长远发展的战略角度提出建设新农合政策的，新农合政策的实施有助于缓解农民因病致贫、因病返贫，有助于农村劳动力素质的改善，有利于农民的脱贫致富，有利于农村乃至整个社会的稳定与和谐发展，有利于实现社会福利最大化。

可是，作为新农合政策执行主体的地方政府，在新农合的价值取向上与中央政府并不完全一致。20世纪80年代开始的分灶吃饭财政体制改革和1994年实行的分税制改革使地方政府拥有了独立于中央政府的财权。地方政府成为具有双向代理功能的主体①：中央政府的代理人和地方微观主体代理人。这种双向代理角色使地方政府具有了独立的、与中央政府存在差异的政治、经济利益。地方政府决策者的收益目标是追求本地区、本部门政治、经济利益的最大化，并借此为自己赚取政绩，实现职务晋升。而社会福利最大化可能并非地方政府追求的第一位的目标。"诸侯经济"及地方保护主义的出现就是二者利益差异的典型体现②。虽然新农合的开展有利于实现社会福利最大化，但是从另一个角度来讲，开办合作医疗费时费力又费钱，短期内效果又不明显。因为健康状况的改善需要一段时间。而地方官员实行的是任期制，可能等不及新农合效果显现就面临换届问题。相对于见效快的经济发展项目，地方政府官员很可能不愿意开办新农合。即使地方政府迫于压力开办了新农合，也可能只是将其作为实现政治利益、经济利益甚至赚取政绩的手段。因此，一旦上级的压力有所减轻或者消失，地方政府很可能就懈怠甚至停止开办新农合。

二、政府间博弈与政策执行效果的偏离

新农合政策执行中，地方政府为追逐自身目标会选择对自己有利的执行方式，结果使制度变迁可能偏离计划设定的路线，难

---

① 陆建新：《中国制度创新中的地方政府行为悖论研究》，中国人民大学博士论文，1997年。
② 庞明川：《中央与地方政府间博弈的形成机理及其演进》，《财经问题研究》2004年第12期。

以达到预期效果。

(一)基层政府的道德风险

在新农合政策执行中,地方政府与中央政府间利益的分化导致了双方的博弈。其中,地方政府更接近信息源,处于代理人的地位,而中央政府处于委托人的地位。结果,地方政府就可能利用信息优势谋取自身利益,做出损害委托人——中央政府利益和全国整体利益的行为。其中,最为突出的就是县、乡基层政府的道德风险行为。

2003 年,卫生部等部委《关于建立新型农村合作医疗制度意见的通知》(以下简称《意见》)中规定,新农合试点一般以县(市)为单位统筹。县级政府成立农村合作医疗管理委员会,委员会下设经办机构,负责具体业务工作。在乡(镇)可设立派出机构(人员)或委托有关机构管理。经办机构的人员和工作经费列入同级财政预算,不得从农村合作医疗基金中提取。也就是说制度的具体管理、实施以及相关的管理费用都是由县乡基层政府、基层财政承担的。实践中,县级管理机构一般设在县卫生局,乡镇经办机构则多在乡镇卫生院。在自愿参保的原则下,让数量巨大、居住分散、认识不一的农民参加制度并逐户上缴保费是一项艰巨而又庞大的工程,需要大量的人力和物力投入。加上制度设计、基金管理与监督等工作,基层政府新农合管理的任务量非常大。而且,许多地方由于以往合作医疗垮台或者基层政府乱收费失信于民等原因,导致工作并不好做,按照上级政府的时间表推进制度难度很大。

可是,基层政府并没有获得完成这种任务所必需的资源量。1994 年实行的分税制改革在提高中央政府财力的同时,其财力向上集中的特点也造成了基层财力不足的后果。特别是县、乡基层政府，在农业产值增长缓慢的背景下，基层财政紧张问题突出。尤其是中西部地区，很多基层财政都成了吃饭财政、负债财政。依据不同的统计口径，县乡政府的债务总规模从4 000多亿元到上万亿元不等①。按照《意见》规定，县、乡基层政府开办新农合不仅得不到补助，而且还要对参保农民给予配套补助，而且补助比例与数额一般比上级政府还要多；同时还要承担合作医疗的人力、物力管理成本。也就是说，基层政府严格执行新农合政策只会使自己责任更大、任务更重，原本就拮据的基层财政更紧张。试点中，由于地方财力有限，很多机构办公经费没有落实，办公信息化水平低，导致报销手续繁琐，管理效率低；人员编制没有落实，人员总量不足且多为内部调剂或兼职，人员工作积极性不够；人员工资多由卫生行政部门或乡镇卫生院垫付，而卫生系统本身经费就不足，长此以往，肯定难以为继②。

在存在严重资源约束的背景下，部分基层政府追求政绩的冲动诱发了一些弄虚作假、变通执行上级政策的行为。其中最为典型的当属"套资冲动"与"钓鱼工程"③。中央财政承诺对中西部地区除市区外的参保农民按每年人均10元给予补助。对于追求经济利益的地方政府，尤其是严重"饥渴"的基层财政而言，中央的这笔补助资金无疑是一个极大的诱惑。为了控制下级政府的"道德风险"行为，中央政策规定中央政府的出资以地方政府的出资为前提，地方政府的出资以农民的出资为前提。要想得到中央大笔的

---

① 佚名：《农业税元旦起取消，中央部署解决县乡财政困难》，http://stock.163.com，2005-12-30。

② 刘文忠、沙文婧：《新型农村合作医疗负重前行几多难》，《济南日报》，2005-10-26。

③ 范利祥：《"套资冲动"与"钓鱼工程"——新型农村合作医疗暗流》，《21世纪经济报道》，2004-03-22。

补助款项，必须保证农民的大量参与。可是，政策规定的筹资程序并不能有效地吸引农民参保。以往合作医疗垮台、政府失信于民以及新农合制度结构与基金管理状况不被农民了解等因素都会引发农民对制度的不信任。因此，农民会采取"只有政府先出钱我才能出钱"的策略。试点中部分地方政府在农民参保率难以提高的情况下，采用弄虚作假的方式套取中央财政资金，即所谓的"钓鱼"工程。如南方某省的一个县政府就采用乡镇干部与卫生院垫资甚至动用大额借贷资金冒充农民交费，借以套取中央的补助资金。垫资的现象更非个别。许多试点地区为了赶进度，就采用乡镇干部和乡村医生包干、摊派的方法向农民筹资。在到期不能完成指标时，就采用垫资的方法虚报工作成绩。一旦套到中央的补助资金后，垫资者极有可能利用假药费单据等方法套取合作医疗资金，即"套资"，把垫资抽回①。总之，上述道德风险行为的发生使部分地区新农合政策执行"走了样"，引发了农民的不满，偏离了制度的预定目标②。

（二）地方政府间的不平等博弈

在地方各级政府间利益出现矛盾时，上级政府为了维护自身的利益可能会利用政治权威作出损害下级政府利益的行为。在新农合执行中，政府间这种不平等博弈主要表现在两方面：地方政府间出资比例的不合理分摊以及大规模裁撤形式的乡镇机构改革。

20世纪末中国放权让利的改革虽然划分了中央与省级政府

---

① 韩超、王仲斌：《小额补助被套凸显新型农村合作医疗监督漏洞》，《经济日报》，2005-09-26。
② 孙长华：《新型农村合作医疗制度的问题与对策》，《农民日报》，2005-08-06；贾漠：《推行新农合应纠正五大偏差》，《新疆日报》，2004-09-20。

的财权，但是，省以下各级政府的财权和事权却没有进行制度化明晰。结果在地方各级政府间造成了财权逐级向上集中，事权尽量向下转移的局面。在新农合政策执行中，情况也是如此。《意见》规定，新农合中农民个人每年的缴费标准不应低于10元，地方财政每年对参保农民的资助不低于人均10元。具体补助标准和分级负担比例由省级政府确定。实践中，在各级地方政府共同对参保农民提供的每年人均10元的资金补助中，上级政府往往不愿意承担更大的出资责任，而将责任向下转移。结果，出现一个"悖论"，越是财力雄厚的省市级政府承担的出资比例越小，而越是财力较弱的县乡基层政府因无处转移出资责任，往往承担了更大的出资比例，使原本就困难的基层财政负担更重。调查表明，2003年全国新农合制度筹资中，省、市、县、乡四级财政的补助分别为人均3.17元、2.33元、4.51元和5.54元，基本上是越往基层，补助越多①。2006年，卫生部等七部委联合下发的《关于加快推进新型农村合作医疗试点工作的通知》中规定，从2006年起中央政府对参合农民的补助由每人每年10元增加到每人每年20元，地方政府的资助也相应地由10元增加到20元，而且增加的10元补助全部由省级财政负担，不由省、市、县等各级财政分摊。可是，我们对中部某省的调查发现，省里虽然确实全部承担了增加的10元补助，可是原先由省、市、县三级财政负担的10元/人/年部分补助却变为市、县两级财政负担了（见表7-4）。部分省、市政府的这种机会主义行为加重了基层政府的财政负担，影响了制度筹资的可持续性。

---

① 胡善联：《全国新型农村合作医疗制度的筹资运行状况》，《中国卫生经济》2004年第9期。

表7-4　中部地区 X 省 Y 县新型农村合作医疗各级政府补助结构表

筹资来源	2004 年			2005 年			2006 年 1~5 月		
	到位资金/万元	基金到位率/%	人均筹资/元	到位资金/万元	基金到位率/%	人均筹资/元	到位资金/万元	基金到位率/%	人均筹资/元
中央补助	135	50	5	269	100	10	179	40	8
省级补助	—			75	100	3	264	100	10
市级补助	122	100	4	75	100	3	106	100	4
县级补助	150	100	6	101	100	4	159	100	6

资料来源：根据武汉大学社会保障研究中心调查人员 2006 年 7 月对全国 4 省新型农村合作医疗运转状况的调查资料整理。

2006 年开始进行的废除农业税和乡镇政府机构改革将对基层政府的财政实力和提供公共服务的能力产生很大影响。新农合的推行也将因此受到影响。农业税废除后，县、乡基层政府丧失了很大部分收入来源，既有的财政困境和债务问题将更加凸显。按照中央政府的规定，取消农业税后减少的地方财政收入，沿海发达地区原则上由自己负担，粮食主产区和中西部地区由中央财政通过转移支付补助。但现实中有的地方，上级政府的转移支付没有做到位。而且，即使上级政府的转移支付完全到位，要再担负起原有的乡镇机构和人员也存在一定困难。而乡镇原有的职能还得继续履行。结果，乡镇要么继续举债办事，导致债务继续膨胀；要么巧立名目向农民收费，导致农民负担反弹。为防止上述后果的出现，有人提出了"减官"的对策，有的省也把大规模撤并乡镇和精简人员作为乡镇机构改革的目标。这种以财政为目的的改革实际上是本末倒置。因为，机构的设置、人员的分配应当以责任的大小、任务的轻重为依据来确定，而不是反过来，本级财政钱多就多设，钱少就少设。虽然废除农业税后乡镇干部少了征缴农业税的任务，可是在建设社会主义新农村的形势下，仍有许多任务需要他们去做①。不切实际一味大规模裁撤的做法将会对基层政府的工作产生影响，新农合政策的执行就面临这一危险。

根据"小病不出村，大病不出乡"的目标，新农合政策执行中大量的业务管理工作都在乡镇这一级。而且，作为政权的末梢，制度的筹资任务最终压在了乡镇基层政府的肩上。在农民对合作医疗认识不一而上级对试点的推进速度要求很高的情况下，一年一度挨家挨户动员筹资的工作量和管理难度都是相当大的。农业税废除和乡镇机构改革前，许多试点地区乡镇合作医疗管理人员的编制和工作经费都没有落实。乡镇机构的裁撤改革之后，合作医疗工作经费和工作人员状况更不乐观。这将对制度的顺利运行带来很大挑战。与养老保险中养老金发放人数和金额相对固定、有规律性的特征不同，医疗保险具有很大的随机性，当期患病人数、医疗费支出大小和报销数额多少都是不确定的，管理任务量大。而且，医疗保险"第三方付费"的特点决定了管理机构必须对医疗消费进行监督审查，以防止医生与被保险人的道德风险。农村人口数量众多，乡镇合作医疗管理的任务量也很大。如果没有一定数量的管理人员，没有一定数额的管理经费，很难保证能够实现有效的管理。如果部分管理工作仍然由卫生院等医疗机构负责的话，不利于遏制医疗供方的道德风险行为。当前，人力、物力资源和技术水平都更有优势的城镇医疗保险制度尚且因医疗供方道德风险问题影响了制度的收支平衡；受到如此严重的资源约

---

① 刘尚希：《谨防乡镇机构改革落入"循环改革"陷阱》，http://theory.people.com.cn/GB/49150/49152/4080197.html.

束的农村合作医疗又如何能够有效应对医疗供方道德风险,实现制度的顺利运转?调查结果验证了上文的分析,高达83%的乡村干部认为废除农业税将对新农合的推行产生影响,75%的乡村干部认为乡镇政府机构改革将对新农合的推行产生影响①。

被大规模撤并的结果反映了乡镇作为中国最基层政府的"弱者地位"和各级政府间的不平等博弈。对于省、市级政府而言,面对基层政府的财力困难,主要有两种选择:一种是加大财政转移支付力度,增强基层财政实力;一种是通过改革的办法来压缩县乡的财政开支。采用前一种方式会加重其财政负担。而采用后一种方式的话,既减轻了本级财政的负担,又在改革上出了政绩。可见,大规模撤并乡镇政府是符合省市政府的局部利益的②。可是,这一政策不但不符合乡镇政府的利益,而且也并不符合"三农"利益。"巧妇难为无米之炊",在缺乏必要的工作资源,上级政府布置的工作又必须得做的情况下,向实力更弱的农民掠夺资源也只能是乡镇政府的唯一选择了。今后,建设社会主义新农村、向农民提供基础设施和公共服务等任务,包括新农合的推广最终还得由乡镇政府具体承担。如果不区分各地的具体情况都撤了,上级政府的财政负担是减轻了,可农民的公共服务也更没有保证了,新农合推行的前景也将很不乐观。结果,利益受损的仍是农民。

三、提高新农合政策执行效果的建议

新农合政策执行出现上述问题的根源在于各级政府之间的利益分化与信息不对称。对此,根本的解决办法不是靠严厉的惩罚

---

① 武汉大学社会保障研究中心2006年7月对全国东、中、西部地区四个省份新农合开展状况的调查。

② 刘尚希:《谨防乡镇机构改革落入"循环改革"陷阱》,http://theory.people.com.cn/GB/49150/49152/4080197.html.

措施"杀鸡吓猴"，而是靠良好的制度设计，最大限度地避免信息不对称，使制度主体在追求自身利益最大化的博弈中实现社会福利的最大化。具体而言，必须利用激励机制与约束机制：一方面使地方政府执行新农合政策与其政治、经济利益相一致；另一方面采取措施对地方政府的行为进行有效的监督，控制制度中的信息不对称现象；并合理调整上级政府的政策，促进各级政府行为的规范化和制度预定目标的实现。

（一）对地方政府执行新农合给予一定的政治、经济激励

在市场经济制度下的今天，各级地方政府的利益分化已经是不可否认的现实。与其徒劳无益地强行遏制，不如因势利导，承认各级政府合理的正当利益，调动地方政府的积极性为实现社会整体福利的最大化服务。新农合的顺利实施，要做到如下几个方面：(1)要有政绩激励。必须保证中央政府对合作医疗的长久重视，并树立正确的政绩观。考察领导干部的政绩不能只看 GDP，还必须考虑合作医疗的开展等一些民生指标，激励地方政府切切实实为农民服务。(2)要有经济激励。一是必须改变当前各级政府事权不分、事权与财权不相称的现象。要合理划分中央与地方的事权，以及省、市、县、乡各级地方政府的事权，以事权划分为基础合理确定中央政府向地方政府、省市地方政府向县乡基层政府转移支付的力度，尤其要保证农业税废除后地方财政得到合理的转移支付。做到事权越大财权就越大，激励地方政府响应中央号召办"事"的热情。新农合政策执行中要进一步细化地方政府对参保农民的20元补贴责任在各级地方政府间的分配比例，除规定增加的10元补助全部由省级政府负担外，还要对原有的10元补助在各级政府之间的分配比例做出规定，如规定省级政府出资比例不少于3元等，以减轻县乡基层政府的财政负担。二是要将基

层政府向农民提供公共服务的职能明确化、固定化，并给予适当的财力保证。要从转变政府职能，建设公共财政的角度，通盘考虑乡镇政府机构改革。改革要以功能重塑为目标：把工作重心从"管理"转移到服务上来，着重致力于农村义务教育、合作医疗、科学技术、公共卫生、先进文化等公共服务的提供，使乡镇政府的人、财、物等资源的配置与提供公共服务的职能相一致。三是要合理安排合作医疗的管理费用。"巧妇难为无米之炊"。在新农合制度中，要落实县乡管理机构和管理人员的编制，中央和省、市政府要给予那些开展新农合试点的县乡基层政府划拨专项管理经费，调动基层政府开展试点的积极性。否则，即使再大的行政强制力度，也难保基层政府不会变通执行政策，难保合作医疗政策不会"变了味，走了样"。

（二）对地方政府的政策执行行为进行有效的监督

对此，同级政府内部的监督是很难有实际效果的。必须强化外部审计监管，由上级审计部门定期对下级政府执行政策的行为进行审计，对参保和受益农民进行不定期抽查。不过，这种监督的成本很高，不可能经常实施。最有效、成本最低的监督方式是发动全体农民进行监督。农民是制度的主体，合作医疗中的不规范行为，如强制参保、垫资、套资、钓鱼、药价虚高等行为都逃不过农民的眼睛。如果能够调动农民的积极性对制度进行监督的话，任何不规范行为都将没有藏身之地。但是，调查结果表明，目前新农合采用的吸收农民代表加入制度监督委员会的做法收效不大。那些农民代表基本上是与基层政府关系好的农民，或称"被收买的农民"，根本不可能对基层政府的管理行为实施监管。调查同时发现，新农合管理信息的透明度与农民对新农合的满意度成正比。

因此，要想发动农民进行监督，必须采取公开、透明的政策措施获得农民的信任，并让农民得到实惠。为此，首先要完善信息披露制度，基层合作医疗经办机构要采取张榜公布等措施，定期向社会公布农村合作医疗基金的具体收支、使用情况，保证全社会对合作医疗的知情权和监督权。其次，要改变新农合的筹资程序，采取政府年初预先拨款资助，然后农民缴费的办法，表现出政府为农民办实事的诚心，吸引农民加入制度，打破各级政府与农民间在出资上的博弈困境，取得农民的信任，调动农民对不规范行为进行监督的积极性。再次，中央和省、市级合作医疗管理部门要设立举报电话，保护举报人利益，并对核实的举报给予相应的奖励。以上措施相结合，则"套资"与"钓鱼"等道德风险行为将无处存身。

（三）对上级政府的政策进行适当的调整

新农合政策执行中，在对地方政府的不规范行为进行处罚并强化监督的同时，我们也要看到，这些问题一定程度上也反映了政策本身的偏颇。如，普遍存在的"垫资"从某种程度上说就是地方政府在与农民和上级政府的博弈中被迫采取的行动。在发动农民参保无望的情况下，地方政府为完成"参保"任务、获取中央补助只好如此。农民不愿意参保有多方面的原因，很难一下子解决。新农合制度本身在基金管理、补偿比例测算等方面还存在诸多问题，制度的开展不可能一蹴而就。而且各地实际情况不同，推行政策的成熟度也不同。依靠行政命令"一刀切"强行扩大参保率的政策是很难行得通的。因此，最终解决新农合推行中的问题，既需要对地方政府的行为进行监督，也需要对上级政府的政策进行适当的调整，不急于加速推进，而是等试点真正成熟后再全面推广。

第八章

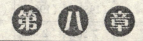

人口老龄化与城镇老年人医疗保险制度研究

第一节 城镇老年人医疗保险问题的提出

一、加速到来的人口老龄化

人口老龄化是指老年人口比重占总人口比重不断增加的现象。国际上一般将60岁以上人口占总人口比重超过10%或65岁以上人口占总人口比重超过7%的社会称为老龄化社会。人口老龄化是经济、社会发展的结果，是世界上许多国家都面临的问题。根据第五次人口普查资料，2000年我国已经步入老龄化国家的行列。与一些已经步入老龄化的国家相比，我国人口老龄化呈现出以下一些特点：

1. 老龄化速度快。从历史资料来看，从1953年到1982年30年间，中国65岁及65岁以上人口占总人口比重仅上升了0.5%，而1982年到2000年的18年间，65岁及65岁以上人口占总人口比重就由4.91%上升到了6.96%，上升了2个百分点（见表8-1）。而西方国家中老龄化速度最快的是日本，其老年人口比重从4.79%上升到7.06%，花了20年时间。

表8-1 中国五次人口普查老年人口数

普查次数（时间）	一普（1953）	二普（1964）	三普（1982）	四普（1990）	五普（2000）
65岁及以上人口数	2 569	2 460	4 929	6 296	8 811
65岁及以上人口占总人口比重	4.41	3.56	4.91	5.57	6.96

资料来源：国家统计局统计信息中心：《中国人口统计年鉴2001》，中国统计出版社2001年，第3、33页；国家统计局统计信息中心：《中国人口统计年鉴1985》，中国社会科学出版社1986年，第597页。

从老龄化发展来看，我国老年人口比重从7%增长到14%大约需要25年。而英国、德国、美国、瑞典、法国等西方国家经历同一过程分别花了45、75、75、85、115年。可见，中国的老龄化速度是非常快的①。

2. 老年人口总量多。由于人口基数庞大，中国的老年人口总量也非常多。目前，我国60岁以上老年人口已达1.43亿，占总人口的11%。预计21世纪40年代后期形成老龄人口高峰平台，60岁以上老年人口达4.3亿，比重达30%；65岁以上老年人口达3.2亿多人，比重达22%②。根据联合国的预测，21世纪上半叶，中国一直是世界上老年人口最多的国家，占世界老年人口总量的1/5，21世纪下半叶，中国也还是仅次于印度的第二老年人口大国③。

---

① 万本根等：《中国人口老龄化趋势与"银色产业"崛起的机遇》，《经济体制改革》2001年第3期；郑京平：《"银色浪潮"对我国养老保险体制的冲击及对策》，《统计研究》2002年第1期；刘志成：《日本的老年医疗问题》，《中国卫生经济》1989年第6期。
② 蓝青：《国家人口发展战略直面老龄化》，《中国老年报》，2007-01-11。
③ 郭少峰：《中国老龄人口2037年将超四亿》，《新京报》，2006-12-13。

3. 人口高龄化。伴随人口预期寿命的增长，高龄人口的数量也在快速增加。2005年，中国80岁以上的高龄老年人超过1 600万，纯老年人家庭占有老年人家庭的比例城市约为40.3%，农村约为37.8%，并在继续增加①。据国家人口发展战略研究课题组2007年发布的《国家人口发展战略研究报告》预测，2020年、2050年我国80岁以上高龄老年人口将分别达到2 200万、8 300万②。

4. 性别发展不平衡。中国的老龄化过程中，女性老年人口数量多于男性。目前，老年人口中女性比男性多出464万人，2049年将达到峰值，多出2 645万人。21世纪下半叶，多出的女性老年人口基本稳定在1 700万～1 900万。需要指出的是，多出的女性老年人口中50%～70%都是80岁及以上年龄段的高龄女性人口③。

5. 城乡、地区发展不平衡。由于各地计划生育工作的实施效果不同，生活水平、教育程度、保健意识等方面存在差异，导致中国人口老龄化进程存在城乡和地区差别，城镇进程快于农村，东部地区高于中部地区和西部地区。到2000年，上海、北京、天津、江苏、浙江、山东等省、市65岁以上老年人口占总人口比重已经超过8%，其中上海早在1979年就已经成为老龄化城市。而青海、宁夏、西藏、甘肃、新疆等省的老年人口比重还不超过5%，人口年龄结构还属于"青年型"。前者老龄人口比重几乎是后者的两倍。最早进入人口老年型行列的上海（1979

---

① 魏武、张泽远：《老龄化给中国发展带来四大挑战》，《中国证券报》，2006-12-13。
② 蓝青：《国家人口发展战略直面老龄化》，《中国老年报》，2007-01-11。
③ 全国老龄工作委员会：《人口老龄化：一个紧迫的话题》，《中国信息报》，2006-05-31。

年)和最迟进入人口老年型行列的宁夏(2012年)相比较,时间跨度长达33年①。

6. 超前于经济发展水平。中国的人口老龄化并非完全是经济、社会发展的产物,而是受到了人为政策的重大影响。中国的计划生育政策加速了人口老龄化的进程,使中国在经济发展水平还很低的情况下提前进入了老龄化国家的行列。2000年,我国人均GDP为860美元,换算成1990年不变价格仅为750美元。与世界其他老龄化国家相比,中国进入老龄化时的经济发展水平是最低的(如表8-2)。

表8-2　　　　　1990年部分国家的人均GDP　　　　　单位:美元

国　家	英国	法国	德国	美国	瑞典
进入老龄化时间(年)	1930	1865	1930	1945	1890
人均GDP	4 593	2 849	3 134	4 096	2 561

资料来源:刘志成:《日本的老年人医疗问题》,《中国卫生经济》1989年第6期;郑京平:《"银色浪潮"对我国养老保险体制的冲击及对策》,《统计研究》2002年第1期。

7. 以"四二一"家庭结构为基础。由于工业化、城市化和计划生育政策等多种因素的作用,中国的家庭结构趋于小型化,与人口老龄化呈并行趋势。2000年第五次人口普查结果显示,我国的家庭户均规模已经由1982年的4.43人下降到了2000年的3.44人。在上海,家庭平均人口已经从1949年的4.9人下降到2004年

---

① 全国老龄工作委员会:《人口老龄化:一个紧迫的话题》,《中国信息报》,2006-05-31。

的 2.76 人①。家庭代际结构形成"四二一"型倒金字塔格局，即一个独生子女上面有 2 个父母和 4 个祖父母，一代人要赡养 6 个上代人，家庭养老功能明显弱化。

二、老龄化对老年人医疗保险的影响

（一）健康老龄化：应对老龄化的基本要求

WHO 于 1990 年 9 月在哥本哈根会议上首次提出了"健康老龄化"（Aging of the health）目标。所谓"健康老龄化"是指不仅仅要延长人类的生物学年龄，还应延长人类心理与社会年龄；延长参与社会的年限，缩短老年人伤残期与需要依赖他人护理的时期，使老年人健康和独立生活的寿命更长。其目标是使老年人在延长生命的同时，具有较高的生命质量。

"健康老龄化"应该成为我们应对老龄化，建设老年医疗保险制度的根本目标和要求。

（二）老龄化与医疗服务需要

与年轻人相比，老年人自身身体素质和抵抗能力下降，面临疾病风险增加，因而，为维持健康所需的医疗服务量比普通人群更多。在老龄化形势下，老年人绝对数量和在总人口中所占比重的增加必然导致总体医疗服务需要量的增加。具体而言，老龄化对医疗服务需要的影响有以下几个方面：

1. 患病率升高，慢性病患者增多。第三次国家卫生服务调查资料显示，我国 65 岁以上老年人慢性病患病率、两周患病率分别为 538.8‰ 和 338.3‰，远远高于全国平均 123.3‰ 和

---

① 彭德倩：《上海人家越来越小》，《解放日报》，2006-05-26。

143.0‰的水平，比1998年调查结果有所增加。而城市老年人这两项指标更高，分别为777.1‰和396.9‰（见表8-3）。而且，与全体人口相比，老年人疾病更严重，患病时间更长。调查表明，65岁以上老年人两周每千人患病天数为2 949天，高出全体人口平均水平1 093天的一倍以上。由于人口的老龄化，老年人在总人口中所占比重的增加必然导致患病率上升和慢性病患者的增加。卫生部统计信息中心饶克勤等人对人口老龄化引起的总人口疾病患病率变化趋势进行了预测，结果显示2000~2015年，由于年龄结构老化，两周患病率增加10%，慢性病患病率增加26%。慢性病患者从2000年的1.67亿人增加到2015年的2.33亿人，增加40%①。

表8-3　　　　　2003年卫生服务调查老年人患病率(‰)

人群	合计				城市				农村			
	两周患病率		慢性病患病率		两周患病率		慢性病患病率		两周患病率		慢性病患病率	
	2003	1998	2003	1998	2003	1998	2003	1998	2003	1998	2003	1998
所有人口	143.0	149.8	123.3	128.2	153.2	187.2	177.3	200.9	139.5	137.1	104.7	103.6
55~64岁	251.8	259.1	362.1	—	258.1	312.1	497.1	—	249.0	230.5	302.6	—
65岁及65岁以上	338.3	294.1	538.8	—	396.9	379.4	777.1	—	302.1	242.0	391.7	—

资料来源：根据卫生部统计信息中心编：《中国卫生服务调查研究：第三次国家卫生服务调查分析报告》(中国协和医科大学出版社2004年)第19页表2-2-1、第22页表2-2-5、第26页表2-2-9和第28页表2-2-13的数据整理所得。

2. 残疾、需要照料的老人数量增加。上海市民政局对上海市

---

① 饶克勤等：《中国居民健康转型、卫生服务需求变化及其对经济、社会发展的影响》，《中国卫生经济》2000年第10期。

老年人的相关调查表明，老年人口随年龄增长自理能力明显下降，相应地，对他人依赖性则不断上升。该调查以 ADL 测量为基础，依据老年人自我认知，将能处理家务并照顾家人和能照顾自己的个人生活、处理基本家务作为"完全能自理"。将在照顾自己的个人生活和处理基本家务等方面经常需要别人的帮助作为"生活半自理"；将常年卧床，根本无法照顾自己的个人生活，需要专人照料的人口作为"完全不能自理"三类。经统计三者的比例分别为 86.9%、11.0% 和 2.1%。如表 8-4 所示，老年人生活自理率从 60~64 岁组的 96.1% 下降到 90 岁及 90 岁以上组的 13.0%，而生活完全不能自理的比重则相应从 0.9% 上升到 30.4%（见表 8-4）。

表 8-4　　上海不同年龄组人口生活自理状态的比重（%）

年龄	能自理比重	半自理比重	完全不能自理比重
60~64 岁	96.1	3.1	0.9
65~69 岁	92.2	6.5	1.2
70~74 岁	85.9	11.8	2.4
75~79 岁	78.7	17.7	3.6
80~84 岁	72.5	25.3	2.2
85~89 岁	54.7	38.9	6.3
90 岁及 90 岁以上	13.0	56.5	30.4

资料来源：彭希哲等：《城市老年服务体系研究》，上海人民出版社 2006 年。

由于家庭养老功能的弱化，相当一部分残障老人需要从社会得到医疗或护理。因而，老年人医疗服务需要量很大。预测显示，若各年龄组患病率保持不变，由于人口老龄化，总人口的年门诊需要量将从 2000 年的 85.4 亿人次增加到 2015 年的 103.8 亿人次，增加 18.8%，而年住院需要量由 4 380 万人次增加到 8 130 万人次，增加 25.3%①。

3. 医疗需要量的费用负担增加。在老龄化形势下，如果需要就医的老年人全部就医，所需的医疗费用将由 2000 年的 7 989 亿元增长到 2015 年的 10 280 亿元，增长 28.7%②。

4. 城镇老年医疗服务需求满足的现状。由于一些因素限制，庞大的老年医疗服务需要量却并未顺利形成医疗服务需求，导致老年医疗服务有效需求有限。1993 年卫生部卫生服务调查表明，老年人的慢性病患病率为总人口的 2~3 倍，而老年人的卫生服务利用率仅仅是总人口的 1.6 倍左右，老年人对医疗服务利用率低于总人口的水平。而且，仍有 2/3 左右的老年人患病而未能就诊，是总人口未就诊率的近 2 倍；至少半数的患病老年人需住院而未能住院治疗③。

限制老年人医疗服务需求的因素包括经济困难、交通不便、时间有限、无有效治疗措施等多个方面，但经济困难却是其中最主要的。1993 年国家卫生服务调查显示，单纯考察人均全年医疗费指标，老年人是总人口的 2 倍多；再从人均医疗费占人均收入的比重来看，老年人同样相当于总人口的 2 倍，达到 20% 左右。老年人医疗费用负担很重④。这些医疗费用对于那些经济收入有限，不能完全养活自己的老年人而言，无疑将是一个沉重的负担，经济困难将直接限制老年人医疗有效需求的形成。饶克勤、冯学山、任苒等许多学者的研究都证明了这一点。如任苒的调查发现，无论城镇还是农村，无论男女，经济困难都是限制老年人口必要医疗需求的最主要因素，在应住院未住院原因中所占比重达到了

---

①② 饶克勤等：《中国居民健康转型、卫生服务需求变化及其对经济、社会发展的影响》，《中国卫生经济》2000 年第 10 期。

③④ 冯学山：《中国老年人医疗服务需求量分析》，《中国卫生统计》1999 年第 5 期。

60%左右（见表8-5）。

表8-5　　　　　1996年辽宁省老年人口应住院未住院原因（%）

未住院原因		自我医疗	自感病轻	无时间	经济困难	交通不便	无有效治疗措施等	合计
城镇	男	14.55	9.10	3.64	59.10	2.72	8.17	100
	女	13.21	12.26	0.95	66.98	0	3.77	100
农村	男	4.92	4.92	1.64	68.85	1.64	18.03	100
	女	5.56	0	1.64	58.33	8.33	13.89	100

资料来源：任苪等：《老年人口医疗服务需求及其影响因素分析》，《中国卫生事业管理》2001年第8期。

5. 结论。目前，我国城镇医疗保险制度正处于改革变动过程中。旧的公费和劳保医疗制度由于医疗费用的飞速上涨和部分企业经济效益的下降而陷入困境，而新的医疗保障制度仍不够成熟，有限的覆盖范围、引发争议的制度结构和较低的保险水平限制了其保障作用的充分发挥。导致目前仍有相当数量城镇老人必要医疗需求得不到保险保护，有效需求受到抑制。由此限制了老年人健康状况的进一步改善。目前，虽然我国人口预期寿命已经超出发展中国家的平均水平，但是，无病期和预期寿命的比值是所有国家中较低的，健康预期寿命（即日常生活无依赖、能自理为标准的寿命）与预期寿命的比值也处于较低水平。

更大的问题在于，老龄化会导致基本医疗保险制度的赡养率上升。赡养率是指制度退休人口数比在职人口数。在老龄化形势下，医疗制度中退休老人数量会进一步增加，且增长速度远远超过在职人口的增长速度。由此必然导致医疗制度赡养率的日益上升。据预测，到2050年老龄化高峰时，中国退休人口与在职人口的比率将由目前的30%上升到50%以上。目前基本医疗保险制度筹资全部来自于在职人口和企业缴费，这就意味着在职人口除负担自身医疗费外，还要负担老年人医疗费。在目前的老龄化水平下，3个在职人口负担1个退休人口医疗费；到2050年将变为2个在职人口负担1个退休人口医疗费。制度的筹资负担将明显加重，缴费率也会显著提高。若经济发展水平和各方负担能力没有得到相应提高，制度收入得不到保证，老年人医疗保险需求必然无法满足，老年人健康状况难以得到改善，"健康老龄化"目标难以实现。因此，为提高老年人健康水平，顺利实现"健康老龄化"，城镇老年医疗保险制度必须加强。

第二节 中国城镇老年人医疗保险制度分析

一、理论分析："统账"结合的老年人基本医疗保险制度[1]

（一）基本医疗保险的保障范围[2]

1998年，国务院颁布了《关于建立城镇职工基本医疗保险制度的决定》，开始在全国范围内实施"统账结合"的基本医疗保险制度。

制度规定，基本医疗保险费由用人单位和职工共同缴纳。用人单位缴费率为职工工资总额的6%，职工缴费率为本人工资的2%。基本医疗保险基金由社会统筹和个人账户两部分组成。其中

---

[1] 由于目前老年人基本医疗保险制度尚未单列，本章中"老年人基本医疗保险制度"就是指城镇职工基本医疗保险制度，但侧重于反映与老年人相关的问题。

[2] 杨红燕：《基本医疗保险保障范围分析》，《中国卫生事业管理》2003年第12期。

个人缴费部分全部计入本人个人账户,企业缴费分为两个部分:约30%划入个人账户(具体比例各地自行确定),其余70%用于建立社会统筹基金。

统筹基金和个人账户分别有各自的支付范围。个人账户一般用于支付小病或者小额的医疗费用,统筹基金一般用于支付大病或大额的医疗费用。统筹基金的具体支付还要受起付线、统筹支付比例和最高支付限额的限制。起付线一般设置在职工年平均工资的10%左右,起付线以下医疗费用由职工用本人个人账户资金或现金支付。超过起付线的医疗费用,就进入了共付保险阶段,医疗费用由社会统筹和职工个人分别支付一定比例,直到医疗费用额达到社会统筹基金的最高支付限额——职工年平均工资的4倍左右。超过限额的医疗费用,统筹资金不再支付。由此可见中国基本医疗保险对消费者医疗费用的保障范围。

(二)老年人医疗保险"统账"结合制度存在的问题

1. 现期来看,个人账户筹资来源缺乏。《关于建立城镇职工基本医疗保险制度的决定》规定,退休人员参加基本医疗保险制度,个人不缴纳保险费。对企业缴费中记入退休人员个人账户的金额给予适当照顾。这意味着退休人员个人账户资金仅有企业缴费这唯一的来源。由于企业缴费工资基数为在职职工工资总额,其中可用于划入退休个人账户的资金大约为在职职工工资总额的1.8%(6%×30%)。这笔资金要分割划入在职职工和退休职工个人账户,在目前参保退休人员和在职人员比例为1:3的情况下,平均每个个人账户划入比例约为在职职工平均工资的1.35%。即使对退休人员给予照顾,如为平均水平的2倍即2.7%,也依然是杯水车薪,能提供的保障是非常有限的。

2. 长远来看,制度缺乏可持续性。按照目前的制度规定,退休人员医疗费用无论是由个人账户支付还是社会统筹支付,都来自于企业缴费这唯一的来源。而企业缴费是以在职职工工资总额为基数的,并不会随退休人员的增加而增加。随着老龄化程度加深,退休人员与在职人员比重会逐步提高,导致一方面老年人消耗医疗费用增加,另一方面,企业缴费非但不增加,反而相对减少,筹资不足问题会日益突出。虽然《决定》规定,对于退休人员负担医疗费的比例给予适当照顾。但照顾是需要资金的。在筹资来源缺乏的情况下,老年医疗费支付困境难以避免。

二、实证分析:医疗保险制度运行与老年人医疗保险现状

(一)基本医疗保险制度运行概况①

根据《关于建立城镇职工基本医疗保险制度的决定》精神,城镇所有用人单位包括企业、机关事业单位、社会团体、民办非企业单位及其职工都必须参加基本医疗保险制度。城镇个体经济组织业主及其从业人员可以自愿参加。劳动和社会保障部2003年5月26日下发了《关于城镇灵活就业人员参加基本医疗保险的指导意见》,加大推进混合所有制企业和非公有制经济组织从业人员参加医疗保险的工作力度,与城镇用人单位建立了劳动关系的农村进城务工人员也要参加基本医疗保险。也就是说,城镇所有的劳动者都应该加入基本医疗保险。事实却远非如此。2005年末全国参加基本医疗保险人数为13 783万人。其中参保职工10 022万人,参保退休人员3 761万人。年末城镇就业人员27 331万人,其中单位就业人员11 404万人。年末全国共有离退休人员5 088万人。参保职工人数占城镇单位就业人数

---

① 邓大松、杨红燕:《基本医疗保险对退休老人保障效果分析》,《当代财经》2004年第2期。

的 88%，占城镇就业人数的 37%，参保离退休人员占离退休人员总数的 74%①。可以说目前制度覆盖的主要是单位从业人员，而大量的灵活就业人员、城镇职工家属以及农民工等还没有被制度覆盖在内。这一状况离制度"广覆盖"的目标还有很大的差距。

企业职工基本医疗保险初步建立起了需求方道德风险的约束机制，有利于控制不合理医疗费用，培养个人对于健康负责的理念，对于保障职工的基本医疗需求也起到了一定的作用。不过，正如上文所分析的那样，制度在实施中暴露了一些问题。

1. 个人账户积累水平有限。劳动保障部统计公报显示，2003年年末基本医疗保险个人账户积累资金 291 亿元。用这一数据除以当年参保人数 10 902 万人的话，平均每个参保人个人账户上才积累了 267 元。即使到了 2005 年年末，平均每个参保人基本医疗保险个人账户上才积累了 383 元（见表 8-6）。这样的积累水平可能两三次感冒发烧之类的小病就花完了，对于未来大病风险的预防性积累作用非常有限。如果是患有门诊慢性病的退休老人，个人账户的钱更是根本看不了几次病。

2. 个人账户管理难题。由于参保人员工资水平、缴费水平、积累时间、看病次数和医疗费用支出水平的不同，每个参保人员个人账户的余额也各不相同，且难以保持稳定。这样，就使得个人账户管理需要支付大量的管理成本。加上医疗保险基金不能用于资本市场的投资，在通货膨胀的威胁下，基金的保值增值风险也较大。部分地区还出现了挪用、挤占个人账户资金的现象。

3. 高缴费率与高沉淀额并存。由于基本医疗保险制度中，老年人没有缴费来源，在老龄化的趋势下，各地在职人员的负担（体现为企业缴费）也日益增大。如表 8-7 所示，许多城市的基本医疗

---

① 劳动和社会保障部：《2005 年度劳动和社会保障事业发展统计公报》，http://www.molss.gov.cn/gb/zwxx/2006-06/12/content_119277.htm.

保险企业缴费都超过了国务院规定的6%的水平。

表8-6　　　　　　　　基本医疗保险基金结余情况一览表

年份	2000	2001	2002	2003	2004	2005
个人账户结余总额(万元)	—	—	—	2 910 000	4 050 000	5 280 000
参保人数（万人）	4 332	7 286	9 400	10 902	12 404	13 783
个人账户人均结余(元)	—	—	—	267	327	383
统筹结余（万元）	—	—	—	3 790 000	5 530 000	7 500 000
基金结余总额(万元)	890 000	2 530 000	4 507 000	6 700 000	9 580 000	12 780 000

资料来源：劳动和社会保障部：《2000年到2005年历年劳动和社会保障事业发展统计公报》，http//：www.molss.gov.cn，2007-04-02。

表8-7　　　　　　　部分城市基本医疗保险企业缴费水平

城市	镇江	九江	海南	北京	上海	威海	厦门	广州	南京	西安	太原
企业缴费	9%	8%	10%	9%	10%	8%	8%	8%	8%	7%	6.5%

资料来源：王宗凡：《基本医疗保险个人账户的成效、问题与出路》，《中国卫生经济》2005年第3期。

与此同时，基本医疗保险基金出现了不小的沉淀。2005年年末基本医疗保险基金累计结存1 278亿元，而当年基本医疗保险基金收入不过1 405亿元，支出仅1 079亿元。也就是说资金结余额接近一年的缴费水平，超过了一年的支出水平。当然，如此高的结余率有地区性、结构性不平衡的因素在内。不管怎样，对于即期性的疾病风险而言，如此高的结余资金不能用于疾病风险的保障；而且将近一半资金结余在个人账户中，不能统筹共济，实在是基金的一种浪费，也增加了企业和职工的负担。

4. 保障程度偏低。由于严格的起付线、封顶线和报销比例的限制，加上对定点医疗服务和药品目录外医疗服务和药品不予报销的限制，基本医疗保险保障水平较低，制度名义的报销比例与实际上个人享受报销的额度相差很大，个人自付比例较高。一些地区个人自付比例甚至超过了50%。

总之，基本医疗保险制度中存在的上述问题，影响了制度的保障效果。2004年10月，成都市劳动保障部门对全市基本医疗保险制度实施情况进行了调研。结果表明，只有33.9%的参保人群对医保政策满意或基本满意，54.5%的人不满意或基本不满意①。

而基本医疗保险对身体机能衰退、体弱多病的老年人口的保障水平更加不充分。据包头市城市调查小组对全市400户城市居民的问卷调查表明：有40%的人认为医疗制度改革后，个人负担的医疗费加大。尤其是对于退休职工来说，个人负担的医疗费偏高，影响了他们的日常生活②。下文将分别相对发达城市和一般城市，对基本医疗保险对老年人的保障状况作详细说明。

（二）相对发达城市老年人基本医疗保险现状

经济发展程度较高的上海、深圳、广州等城市老年医疗保险状况也较好。因为这些地区的人均工资水平较高，相同缴费比例下实际缴费额较多；雄厚的资金实力也使这些地区有能力对老年

---

① 王毅：《成都市基本医疗保险运行情况评估》，《四川劳动保障》2005年第7期。

② 云秀清，马桂云：《西部欠发达地区基本医疗保险制度存在的问题及对策分析》，《前沿》2004年第4期。

人等弱势群体给予更多照顾。如表 8-8 所示，三个城市均对退休人员个人账户计入比例给予很大照顾，退休人员虽然本人不缴费，但账户计入金额均高于在职职工。

表 8-8　　　　三个城市分年龄段个人账户资金额

城市实施时间(年份)	社会平均工资（元）(年份)	单位缴费比例(%)	年龄阶段	单位划入比例	个人账户资金总额(元)
上海 2001	26 823 (2005)	10＋2	35 岁以下	0.5% 工资	671
			35 岁~45 岁	1% 工资	805
			45 岁~退休	1.5% 工资	939
			退休~75 岁	4% 工资	1 073
			75 岁以上	4.5% 工资	1 207
深圳① 2003	32 476 (2005)	6	35 岁以下	1.8% 工资	1 234
			35~45 岁	2.4% 工资	1 429
			45 岁~退休	3.0% 工资	1 624
			退休人员	6.9% 工资	2 241
广州② 2001	33 893 (2005)	8	35 岁以下	1% 工资	1 117
			35~45 岁	2% 工资	1 456
			45 岁~退休	2.8% 工资	1 727
			退休人员	5.1% 工资	1 829

说　明：① 深圳市退休人员也有缴费。分别由市社会保险机构按缴费基数的 11.5% 从基本养老保险共济基金中列支，或者原用人单位在职工退休前一次性按缴费基数的 11.5%×12 个月×18 年缴足。

② 广州的个人账户资金除了个人缴费和单位划入外，还有 100 元基础金。

资料来源：王小丽：《对广州市医改方案的几点思考》，《卫生经济研究》2003 年第 3 期；http：//www.ebao.com/include/ins_ info.jsp? id＝2261；http：//www.szsi.gov.cn/zhencefagui/yiliao.htm。

从医疗费支付比例来看(见表 8-9),三个城市统筹资金均对老年人医疗费用支付给予很大支持,老年人自付比例无论是绝对水平还是与在职人员相比都很低。与以前的公费和劳保医疗制度相比,负担几乎差不多。因而,这些城市老年人医疗需求满足状况较好,很好地达到了制度的保障目标。

表 8-9　　　　三个城市按职工类型医疗费支付情况

职工类型	住院			门诊	
	上海	深圳	广州①	深圳	上海
退休	起付标准为5%工资,统筹共付比例92%	统筹共付比例95%	起付标准为2.8%～7%,统筹共付比例为86%～93%	个人账户支付;个人账户不足且超过10%起付线的,统筹共付70%	自付280元后,统筹共付比例80%～90%
在职	起付标准为10%,统筹共付比例85%	统筹共付比例90%	起付标准为4%～10%,统筹共付比例为80%～90%	个人账户支付;个人账户不足且超过10%起付线,统筹共付70%	起付标准为10%,分年龄统筹共付比例为50%～70%

说　明:①统筹与个人账户支付范围不明。
资料来源:王小丽,《对广州市医改方案的几点思考》,《卫生经济研究》2003年第3期;http://www.ebao.com/include/ins_info.jsp? id=2261;http://www.szsi.gov.cn/zhencefagui/yiliao.htm。

但是,这些城市的成就并非完全是制度有效设计的结果,而在很大程度上是与其雄厚的经济基础和较强的负担能力分不开的。三个城市的人均工资在全国范围内居上游水平，较高的人均工资水平使得其医疗保险缴费绝对额较多，可以满足参保人员的较高医疗需求。而且，雄厚的经济实力和企业缴费能力使其有能力对老年人实行更大力度的再分配。上海和广州的企业缴费水平都高于国家规定的6%的比例。其中，老龄化程度最高的上海，企业缴费率更是达到了10%（还有2%作为附加基金）。深圳虽然名义上企业缴费水平不高，可是部分企业需要在职工退休前一次性缴足18年的医疗保险费。其他职工由社会保险机构从基本养老保险统筹资金中缴纳基本医疗保险费。羊毛出在羊身上，归根结底，这些缴费仍然要从企业的劳动力成本里列支。总之，正是这种高缴费比例才保证了老年人个人账户计入比例得以达到工资5%的高水平，保证了统筹资金支付老年人医疗费用的高比例。

然而，这几个城市的优势是很多城市无法企及的。很多城市没有能力提供很高的缴费基数或企业缴费比例。结果是制度的再分配力度有限，老年人医疗保险形势令人担忧。

（三）一般城市老年人医疗保险现状

现有文献对医改后一般城市老年人医疗需求状况的分析很有限。本章选用了高广颖等人对大庆和牡丹江市城镇居民医疗需求状况的调查数据作一说明①。

1. 个人账户满意度与余额悖论。按年龄分组对个人账户满意度调查的结果耐人寻味。数据显示，个人账户满意度与年龄呈负

---

① 高广颖：《不同年龄城镇职工医改前后医疗需求行为的研究》，《卫生经济研究》2002年第3期。

相关。年龄越大,对个人账户越不满意,年龄越小,满意度越高。其中 20~30 岁人群对个人账户满意度达到 60%,而 30 岁以上各年龄组人群对个人账户不满意度比重都达到了 60% 左右,60 岁以上人群不满意度更是达到了 64%。这一结果与前面的分析是一致的:对一般人群而言,医疗支出较多,而个人账户积累数额非常有限,对医疗需求的保障作用不足,因而满意度较低;而年轻人群身体状况好,医疗费支出少,个人账户设立与否对其影响不大,因而满意度较高。

就个人账户支出而言,各年龄组均有 30% 的人存在超支现象。也就是说,70% 的个人账户资金有节余,没有用于医疗费用支付。

各年龄组个人账户余额大小令人费解。按照理论分析,老年人群由于身体状况较差,会比其他年龄组人群支出更多医疗费。因而,在个人账户存款额相同的情况下,老年人个人账户结存额会少一些。调查结果却正好相反,在各年龄组存款差距不大的情况下,60 岁以上人群平均个人账户结存额大于 20~60 岁各年龄组人群平均结存额。也就是说,60 岁以上人群个人账户医疗支出是最少的。这一个人账户余额悖论可能有两个原因:要么是老年人过于节省,要么是其他年龄人群更加浪费。但既然个人账户资金属于个人所有,普遍性的浪费行为恐怕不合常理。况且调查数据同时显示,20~60 岁各年龄组人群中很注意个人账户使用的占 70% 以上。因而,合理的解释是老年人惟恐今后出现大额医疗费用无力支付,尽可能节约个人账户资金,小病尽量不看。由此推论,若没有亲友或子女代为支付,老年人小病医疗需求将受到抑制。

2. 住院需求满足现状。如表 8-10 所示,医疗改革后各年龄组患者次均住院费用都明显降低。次均住院费用下降最显著的是

60~70岁年龄组人群，从12 367元下降到930元，前者是后者的13倍多。与之对应的是医改后各年龄组医疗费用个人自付比例都明显提高，且同样是60~70岁年龄组变化最显著，自付比例提高了35.97%，达到了54.84%。

表8-10　　　　　　不同年龄组医改前后住院费用变化情况

年　龄	次均住院费用(元)			自付比例(%)		
	医改前	医改后	医改前/医改后	医改前	医改后	医改后-医改前
20~30岁	3 416	2 883	1.18	17.57	43.30	25.73
30~40岁	15 067	5 689	2.65	14.05	42.42	28.37
40~50岁	15 892	2 102	7.56	14.68	30.75	16.07
50~60岁	12 280	2 420	5.08	4.66	12.70	8.04
60~70岁	12 367	930	13.30	18.87	54.84	35.97
70岁以上	3 767	800	4.71	44.25	62.50	18.25

资料来源：高广颖：《不同年龄城镇职工医改前后医疗需求行为的研究》，《卫生经济研究》2002年第3期。

由此可以看出，医改后医疗费用个人自付比例的提高导致了次均住院费用的降低。正是由于自付比例提高最多，60~70岁年龄组次均住院费用才下降最多。这其中有不合理医疗费用被消除的因素，但部分合理医疗需求也明显受到抑制。高达54.84%的自付比例明显是退休老人难以承担的，因此60~70岁年龄组人群医改后次均住院费用仅为900元，远远低于年轻人群几千元的水平。而医改后70岁以上年龄组个人自付比例甚至达到了62.5%，难怪其次均住院费用会下降到仅800元。在医疗价格整体水平较高的今天，这一数据明显是不合理的。1997年中国平均每个出院者住院医疗费用已经达到了2 384.3元①，与调查数据中医改后在职职工的次均住院费用基本一致。结论很明显，由于自付比例太高，老年人无力承受，往往住院一段时间就不得不中断治疗，正常的住院医疗需求明显受到抑制。

当然，上述情况的出现有个别调查城市制度设计不合理，对老年人再分配力度不够的因素。问题是这些城市其他人群的医疗费用自付比例同样很高，除了50~60岁年龄组外，其余职工住院费用自付比例都在30%以上。在统筹资金数额有限的情况下，即使增加再分配力度，老年人医疗保险状况也难以得到根本改善，而且会导致在职职工自付比例的进一步增加，引发代际矛盾。

（四）简单结论

上述分析结果具有普遍性。大庆市经济发展水平适中，基本医疗保险制度缴费工资基数不高，企业缴费比例为6%的一般水平，因而其医疗保险制度实施效果具有代表性。也就是说，少数经济较发达城市老年医疗保险状况较好，因为其医疗保险统筹资金丰富，有能力对老年人实施较大力度再分配。而经济发展水平一般的城市老年医疗需求可能存在受抑制现象。统筹资金数额有限是导致老年人医疗需求受抑制的根本原因，而部分个人账户医疗资金的沉淀是导致统筹资金数额不足的重要原因。

---

① http：//www.moh.gov.cn

三、费率测算：老龄化与基本医疗保险筹资费率①

(一) 测算原理与方法

测算前提：假定随时间的推移，人均医疗支出额与人均工资额之间保持稳定的比例关系。

测算方法：(1)根据目前基本医疗保险制度的收支数额、覆盖人口、医疗保险费率、老龄化状况等数据计算出目前人均实际医疗支出占人均工资的比重。(2)根据医疗费用的历史数据，计算出老年人医疗费用与其他年龄人口医疗费用间的比例关系。之后以此比例关系作为权数，计算出在目前基本医疗保险制度下消费医疗服务的加权人口。在此基础上得出目前加权人口人均实际医疗支出占人均工资的比重。(3)根据改革开放后十几年间医疗支出和工资的历史数据，计算出人均工资与人均医疗支出之间的比例关系随时间推移呈现的变动趋势。(4)根据上述计算结果，利用中国老龄化发展时间、速度等预测数据，测算老龄化进程对基本医疗保险筹资费率的影响。

(二) 测算过程与结果

1. 目前基本医疗保险制度人均医疗支出与人均工资的比率测算

第一，计算实际人均医疗支出与人均工资的比率(简称实际人

---

① 参见邓大松、杨红燕：《老龄化趋势下基本医疗保险筹资费率测算》，《财经研究》2003 年第 12 期。

均医疗支出工资率)。假定医疗保险费征缴率为100%。根据医疗保险费全年总收入和工作人口数及企业与个人总缴费率三个自变量可算出人均实际缴费工资。用人均实际医疗支出除以人均实际缴费工资即可得到人均实际医疗支出占工资的比重,见表8-13栏(9),取1999~2005年7年的平均数4.27%作为进一步测算的数据。

第二,确定加权人口。国内外的有关资料证明,人均医疗费用和年龄密切相关,一般情况下,60岁以上年龄组的医疗费用是60岁以下年龄组医疗费用的3~5倍。如1993~1994年,澳大利亚65岁以上人口人均医疗费用为4919澳元,大约是65岁以下人群人均卫生费用的3.78倍[①]。根据经合组织国家用于测算卫生总费用的计量经济学模型(The Models of National Economic Research Associates),医疗卫生服务需要有三个影响因素:人口老龄化、技术进步和医疗服务质量的提高。参照OECD国家医疗成本支出与年龄关系的历史数据,模型对于不同年龄人口对医疗卫生费用的影响给予了不同权重(见表8-11)。

表8-11　　　　　　OECD国家各年龄组医疗费用权重表

年　龄	65岁以下	65~75岁	75~80岁	80岁以上
权　重	1	2	4	8

资料来源:杜乐勋等:《中国卫生总费用——计量经济学分析与预测》,《中国卫生经济》2000年第3期。

---

① 王龙兴、于广军等:《建立老年保健评估制度　合理利用卫生资源》,《中国卫生资源》1999年第3期。

中国与经合组织国家的经济发展水平、医疗技术和质量水平等因素均有差异。因而,中国各年龄组人群医疗费用权重分配应考虑中国国情具体确定。对此,卫生部中国卫生总费用核算小组进行了具体研究。他们根据1982年和1990年中国第3次和第4次人口普查数据资料以及卫生部1993年和1998年卫生服务总调查结果,测算了1992年和1997年全国各年龄组人口的人均医疗服务需求额,并以此为基础得出了中国各年龄组的人均医疗消费权重(见表8-12)。

表8-12　　　　　　中国各年龄组人均医疗消费权重表

年龄	0~4岁	5~14岁	15~24岁	25~34岁	35~44岁	45~54岁	55~64岁	65岁以上	合计
权重	0.99	0.32	0.36	0.70	1.07	1.70	2.80	2.56	1.00

资料来源:杜乐勋等:《中国卫生总费用历史回顾和发展预测》,《卫生软科学》2000年第5期。

从实际情况看,我国目前离退休人员与在岗职工保险福利费中医疗卫生费支出比例约为2.2:1。综合考虑各研究结果,本书将退休人口与工作人口医疗费用权重分别确定为2:1和2.5:1两种情况,并据此分别计算加权人口。表8-13栏(10)中,a为加权系数。

第三,确定加权人均医疗支出与人均工资的比率(简称加权人均医疗支出工资率)。见表8-13栏(12),在加权指数a=2时,取1999~2005年7年的平均数3.38%;a=2.5时,取1999~2005年7年的平均数3.06%作为进一步测算的数据。

表 8-13　　基本医疗保险人均医疗支出工资费率计算表

年 份	(1)总收入(万元)	(2)总支出(万元)	(3)工作人口(万元)	(4)退休人口(万元)	(5)赡养率(4)/(3)(%)	(6)总人口(万元)	(7)人均缴费(1)/(3)(元)
1999	898 660	690 735	1 509	556	36.85	2 065	595.53
2000	1 699 984	1 245 411	2 863	924	32.27	3 787	593.78
2001	3 840 000	2 440 000	5 471	1 815	33.17	7 286	701.88
2002	6 078 000	4 094 000	6 926	2 474	35.72	9 400	877.56
2003	8 900 000	6 540 000	7 975	2 927	36.70	10 902	1 115.99
2004	11 410 000	8 620 000	9 045	3 359	37.14	12 404	1 261.47
2005	14 050 000	10 790 000	10 022	3 761	37.53	13 783	1 401.92

(8)实际人均支出(2)/(6)(元)	(9)实际人均支出占工资比率 d 8%×(8)/(7)(%)	(10)加权人口(3)+(4)×a (万)		(11)加权人均支出(2)/(10)(元)		(12)加权人均支出占工资比率 e [(11)/(7)]×8%(%)	
		a=2	a=2.5	a=2	a=2.5	a=2	a=2.5
334.5	4.49	2 621	2 899	263.54	238.27	3.54	3.2
328.86	4.43	4 711	5 173	264.36	240.75	3.56	3.24
334.89	3.82	9 101	10 009	268.10	243.79	3.06	2.78
435.53	3.97	11 874	13 111	344.79	312.26	3.14	2.85
599.89	4.30	13 829	15 293	472.92	427.66	3.39	3.07
694.94	4.41	15 763	17 443	546.85	494.20	3.47	3.13
782.85	4.47	17 544	19 425	615.03	555.48	3.51	3.17

资料来源：1999~2005 年历年劳动和社会保障事业发展统计公报，http://www.molss.gov.cn/gb/zwxx/ghytj.htm。

2. 人均医疗支出占人均工资比重（以下简称人均医疗支出工资率）发展趋势预测

表8-14　1978~1996年国有经济单位医疗支出及人均工资的变化情况

年份	医疗卫生支出（亿元）	占工资总额（%）	占保险福利费总额（%）	占GDP（%）	年人均医疗支出（元）	年人均工资（元）①
1978	28.3	6.04	42.30	0.78	37.98	615
1980	36.4	5.79	31.38	0.81	45.39	762
1985	64.6	6.07	24.21	0.72	71.86	1 148
1987	107.5	7.19	26.43	0.90	111.35	1 459
1990	226.4	9.74	29.40	1.22	218.83	2 140
1992	318.2	10.30	29.28	1.19	292.22	2 711
1994	472.8	9.13	29.03	1.01	421.62	4 538
1995	554.7	9.11	28.29	0.95	492.59	5 500
1996	615.7	9.06	27.05	0.91	547.58	6 210

说　明：①包含所有经济类型的平均工资。

资料来源：张为民：《中国劳动统计年鉴2001》，中国统计出版社2001年，第35页；陈佳贵等：《中国社会保障发展报告（1997~2001）》，社会科学文献出版社2001年，第77页。

第一，计算人均医疗支出和人均工资各自的增长率。表8-14显示了1978~1996年间人均医疗支出和人均工资的增长情况。设 G_i 和 Y_i 分别代表人均工资和人均医疗支出，初始年度（1978年）的人均工资和人均医疗支出分别为 G_0 和 Y_0。假定人均工资和人均医疗支出呈匀速增长，n 与 m 分别是各自的年均增长率。则最后年

度1996年的人均工资G_{18}和人均医疗支出Y_{18}分别为

$$G_{18} = G_0 \times (1+n)^{18}$$

$$Y_{18} = Y_0 \times (1+m)^{18}$$

将各年数据带入上式，可得人均工资增长率和人均医疗支出增长率分别为13.71%和15.98%。必须说明的是，上述人均工资增长率中包含了其他经济成分工资增长率在内。由于1978~1996年国有单位和集体单位人均工资增长率分别为13.49%和12.6%，而其他经济类型人均工资增长率为17.24%，所以上述增长率有夸大的成分在内。此处暂以13%作为测算依据。而上述人均医疗支出增长率中也包含了老龄化的因素在内。根据我国学者刘兴柱的研究，1978~1985年和1985~1989年间的公费和劳保医疗费用上涨中老龄化的因素分别为4.5%和6.4%①。因而此处以扣除老龄化影响因素后的15%作为测算依据。

第二，测算人均医疗支出工资率变动趋势。设A_i为人均医疗支出占人均工资的比重，i为年份。以2005年为初始年，且$A_0 = Y_0/G_0 = 1$，则$A_i = [(1+15\%)^i \times Y_0]/[(1+13\%)^i \times G_0] = [(1+15\%)^i/(1+13\%)^i] \times (Y_0/G_0) = [(1+15\%)^i/(1+13\%)^i]$，由此可得出人均医疗支出工资率随时间推移的变动趋势（见表8-15）。

表8-15　　　人均医疗支出工资率趋势预测(2005~2050年)

年　份	2005	2010	2020	2030	2040	2050
人均医疗支出工资率 b	1	1.09	1.30	1.55	1.85	2.20

① 雷海潮：《卫生费用的影响因素及未来展望》，《中国卫生经济》1996年第10期。

3. 未来人口老龄化与基本医疗保险费率预测

人口赡养率(退休人口/在职人口)代表人口老龄化状况。人口老龄化对医疗费用的影响可分两种情况：一种是假定人均医疗支出工资率不随时间推移而变化，考察单纯由于老年人口数量及在总人口中比重的增加引起的医疗费用上涨；另一种是假定在人均医疗支出工资率随时间推移而上升的情况下，考察人口老龄化对于医疗费用上涨的推动作用。

在第一种情况下，将来各年度医疗保险支出工资率 = 2005 年费率×该年度(制度总人口/缴费人口)，其中不考虑老年医疗支出加权因素时，各年度医疗保险支出工资率 = 2005 年费率×该年度(赡养率 + 100)/100，见表 8-16 栏(2)；在考虑老年医疗支出加权因素的情况下，各年度医疗保险支出工资率 = 2005 年费率×该年度(赡养率×a + 100)/100，其中 a 为加权系数，见表 8-16 栏(3)和栏(4)。

在第二种情况下，将来各年度医疗保险支出工资率 = 2005 年费率×人均医疗支出工资率系数 b×该年度(制度总人口/缴费人口)，其中不考虑老年医疗支出加权因素时，各年度医疗保险支出工资率 = 2005 年费率×人均医疗支出工资率系数 b×该年度(赡养率 + 100)/100，见表 8-16 栏(6)；在考虑老年医疗支出加权因素的情况下，各年度医疗保险支出工资率 = 2005 年费率×人均医疗支出工资率系数 b×该年度(赡养率×a + 100)/100，其中 a 为加权系数，见表 8-16 栏(7)和栏(8)。

不同情况下基本医疗保险费率增长趋势可用图 8-1 表示。图中四条曲线分别代表表 8-16 中栏(2)、栏(4)、栏(6)、栏(8)数据资料。

表 8-16　　基本医疗保险费率预测(2000~2050 年)(%)

年份	赡养率预测值①	医疗保险支出工资率			人均医疗支出工资率系数 b	医疗保险支出工资率		
		实际人均医疗支出工资率不变	加权人均医疗支出工资率不变			实际人均医疗支出工资率匀速上升	加权人均医疗支出工资率匀速上升	
			$a=2$	$a=2.5$			$a=2$	$a=2.5$
	(1)	(2)	(3)	(4)	(5)	(6)=(2)×(5)	(7)=(3)×(5)	(8)=(4)×(5)
2005	37.53②	4.27	3.38	3.06	1	4.27	3.38	3.06
2010	29.97	5.55	5.41	5.35	1.09	6.05	5.89	5.83
2020	35.08	5.77	5.75	5.74	1.30	7.50	7.48	7.47
2030	42.73	6.09	6.27	6.33	1.55	9.45	9.72	9.81
2040	48.29	6.33	6.64	6.75	1.85	11.71	12.29	12.50
2050	52.11	6.50	6.90	7.05	2.20	14.29	15.19	15.50

说　明：①王东岩、张鸿博等：《中国劳动事业发展预测》，中国劳动出版社 1995 年，第 85 页。

②是指 2005 年基本医疗保险制度赡养率实际值。

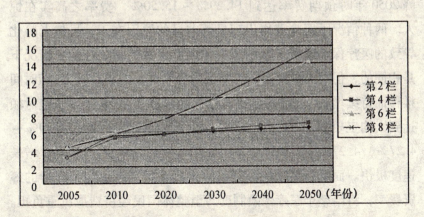

图 8-1　基本医疗保险费率增长趋势预测

(三)测算结果分析

1. 若随着时间推移,人均医疗支出工资率系数保持不变,即人均工资增长率与人均医疗支出增长率相等时,人口老龄化导致医疗费率增长的绝对额有限。在人口老龄化最高峰2050年的预期费率仅为6.50%~7.05%。因为在此种情况下,虽然老龄化会导致医疗保险缴费人数的减少和领取人数的增加,从分子和分母两方面推动医疗费率上涨,但由于增长的基数有限(工资的4.27%),使得医疗保险费率在2050年增长幅度达到52%[即(6.50%-4.27%)/4.27%]至65%[即(7.05%-4.27%)/4.27%]的情况下,实际增长绝对额仅为人均工资的2%~3%,非常有限。而且,这一医疗支出费率仍然没有超出现行的筹资费率。证明人口老龄化对医疗保险费率的影响在特定条件下是很小的。

2. 若随着时间推移,人均医疗支出工资率系数持续上升,即相对人均工资而言,人均医疗支出以较快速度增长时,人口老龄化将导致医疗费率急剧增长。每年的人均医疗支出增长率以超过人均工资增长率2%的速度持续上升时,就将导致人口老龄化最高峰2050年时预期费率达到14.29%~15.50%,费率之高实在惊人。两种情况下医疗费率出现显著差异的原因在于,虽然老龄化导致的医疗保险缴费人数的减少和领取人数的增加在两种情况下是相同的,但后一种情况下医疗保险费率增长的基数较大(随时间推移而持续增长)。结果导致医疗保险费率在2050年增长绝对额达到人均工资的10%~11.23%,幅度达到235%[即(14.29%-4.27%)/4.27%]至263%[即(15.50%-4.27%)/4.27%],增长速度极快。而且,那时的医疗保险支出工资率远远超出现行的筹资费率,将给整个医疗保险制度乃至整体国民经济造成沉重负担。证明人口老龄化对于其他因素引起的医疗费率上涨有放大作用,若无相应控制措施将导致总体医疗费用加速膨胀。

3. 考虑老龄加权因素时，老龄化对医疗保险费率的影响更大一些。无论随时间推移人均医疗支出工资率保持不变还是持续上升，加权人均医疗支出工资率均高于实际（非加权）人均医疗支出工资率，而且医疗保险费率随着加权指数的上升而增加。证明由于老年退休人口比工作人口花费更多的医疗费用，致使未来医疗保险费率将增加。但是，老年医疗费用加权因素导致的医疗费率增长是有限的。在人均医疗支出工资率系数保持不变时，2050年加权因素导致的医疗保险费率增长绝对额为0.40%（即6.90% - 6.50%）至0.55%（即7.05% - 6.50%）；在人均医疗支出工资率系数持续上升时，2050年加权因素导致的费率增长绝对额为0.9%（即15.19% - 14.29%）至1.21%（即15.50% - 14.29%），可以说是非常有限的。证明单纯老年人口消费的医疗费用较多这一因素并不是导致医疗费率增加的主要因素。

（四）政策建议

1. 严格控制因物价上涨、医疗技术进步和医疗服务质量提高等因素导致的医疗支出增长，力争使医疗支出增长与国民经济增长和工资增长速度大体保持同步，即人均医疗支出工资率系数保持不变或低速增长。从而消除医疗费率恶性膨胀的源泉，使未来医疗费率不致增长太快，为整个医疗保险制度的可持续发展打下良好基础。

2. 未雨绸缪，及时筹划未来增加的医疗费的来源。由于人口老龄化的作用，即使在人均医疗支出工资率系数保持不变的情况下，现行制度在10年以后就可能陷入费用困境。因为在目前制度下，个人账户资金是不能互相调剂使用的。个人账户资金的大范围结余，使制度可能在实际人均支出工资率远小于筹资费率的情况下就出现收不抵支现象。何况，根据历史经验，人均医疗支出工资率肯定会持续上涨的。因而，今后医疗保险实际人均支出工资率必定会高于目前制度筹资费率。为顺利应对老龄化，有必要从现在开始，多方筹划未来增加医疗费的筹资来源问题。

四、资金筹集：老年人基本医疗保险制度如何应对老龄化

（一）增加筹资的必要性

1. 应对老龄化下预期医疗费支出增加的需要。如上所述，按照预测，基本医疗保险制度在2010年后实际支出占工资的比重将增长到接近6%。在目前制度下，占工资8%的筹资总额中约有占工资3.8%的资金是进入个人账户从而是不能调剂使用的。根据个人账户调查资料①，大约30%的人个人账户出现赤字，假设其余70%的人平均用去个人账户资金的60%，节余40%，则共有占工资1.064%（即3.8%×70%×40%）的资金是不会用于支出的，仅剩下不到工资7%的资金可用于支出，其中4.2%可以调剂，剩下的2.8%不可调剂。在2010年后医疗费率接近6%的情况下，统筹基金大量赤字与个人账户大量积累并存的情况很可能出现。因而，增加医疗费筹资来源问题已迫在眉睫。

2. 弥补现行制度保障不足的缺陷。上一节进行的医疗费率测算隐含着一个假设前提：现行老年医疗保险制度是适度的、完善的并且将长期保持不变。而事实上，正如上文所说，现行制度存在一些缺陷，其中较为严重的一个就是制度保障不足，老年人负担较重。医疗费用起付线和共付机制的设立对于控制需方医疗费

---

① 高广颖：《不同年龄城镇职工医改前后医疗需求行为的研究》，《卫生经济研究》2002年第3期。

用效果显著，但这一措施必须考虑个人经济收入水平和支付能力的差异，对低收入人群给予照顾。现行制度对此未给予充分考虑，从而在一定程度上限制了老年人享受医疗服务的需求。此外，对医疗费用较低封顶线的设置使真正的医疗风险被排除在制度保障范围外。老年人一旦患上大病，除极少数人可以得到商业保险公司的偿付外，大多数人必须全额自付封顶线以上医疗费用，再加上起付线以下和共付阶段的费用，经济负担非常沉重。很多老人无力承担，往往住院一段时间就不得不中断治疗，个人医疗需求受抑制。解决上述问题，必须有相应的保险费收入做保证，客观上要求适度增加医疗保险筹资来源。

（二）筹资渠道

新增加的医疗保险费收入该从何而来呢？按照社会保险制度一贯的筹资方式，有增加企业缴费、职工个人缴费或财政补贴等三种方式。按照目前的制度设计，应对老龄化的那部分保险费是由统筹账户或老年人个人账户来支付的，而这些资金都来自于企业缴费；对低收入群体进行照顾的费用无疑也要从统筹账户支付。因而增加企业缴费便理所当然地成为增加筹资首先考虑的方案。那么，增加企业缴费具有可行性吗？

1. 企业缴费。目前我国基本养老保险制度企业和职工个人的缴费率是28%，加上医疗保险8%、失业保险2%、工伤和生育保险各1%，各项社会保险制度总的缴费率达到了40%。如果再加上各种补充养老保险、补充医疗保险制度的缴费率，总的缴费率将接近50%。这笔费用无论是企业支付还是职工支付，无论是工资的一部分还是利润的一部分，都表现为劳动力成本的一部分。也就是说企业每支付100元的工资，需要另外支付近40元的社会保险费（另外10元左右由企业从职工工资中扣除），企业实际的劳动力成本不仅仅是职工得到的那100元,而是多出了近40%,约达到了140元。

从世界范围来看,中国的社会保险缴费水平是相当高的。不仅高于发展中国家的一般水平,而且高于很多发达国家的缴费率。结果就导致企业劳动力成本乃至总成本的上升和利润的下降。有研究表明,企业社会保障供款率上升10个百分点就将导致大批企业由盈利变为亏损,使将近一半的企业处于亏损状态;如果是劳动密集型企业则亏损情况更为严重①。另一方面,由于劳动力成本的上升,资本这一生产要素就变得相对便宜。这一结果必然导致企业选用资本替代劳动,结果必然是失业率的上升和保险支出的增加,失业保险供款率被迫上升,由此陷入费率上升→利润下降→失业增加→保险支出增加→费率上升的恶性循环。

经济发展是解决社会保障问题的根本途径。中国是一个发展中国家,经济发展水平低,资本短缺,劳动力资源却非常丰富。因而,中国包括医疗保险在内的各项社会保险制度都应当以有利于而不是阻碍经济发展作为自己的目标之一,制度设计应当有利于充分发挥劳动这一生产要素的作用。因而虽然增加企业缴费是解决医疗保险费用不足的最为简便的方法,它只能是一种万不得已的应对措施,是我们的最后选择。

2. 职工个人缴费。在工资额不变的情况下,增加在职职工缴费率,其实质与增加企业缴费率是一样的,都会导致企业劳动力成本的提高。不过,有一种可能:如果职工认识到增加的缴费是为了自己今后的医疗保险支出需要,是一种有回报的付出,从而愿意接受工资做相应降低,也就是工人自己从工资中支付

---

① 周小川:《社会保障与企业盈利能力》,《经济社会体制比较》2000年第6期。

这部分支出时，可以维持劳动力成本的不变。但是，由于增加的这部分收入主要进入医疗保险统筹账户，它与个人医疗支出之间并没有直接的相关性，工人很难将之视为自己将来的收入，在工资"刚性"的作用下，降低工资的可能很难变为现实。国外的实践也说明了这一点。1995年德国护理保险制度实施时要求企业与职工对半承担费用，企业为维持劳动力成本的稳定，决定取消一个休假日的工资，结果引起工会的强烈反对，引发矛盾冲突。

而且，目前由于相关的补充医疗保险制度没有及时建立，对于原公费、劳保医疗覆盖人群而言，基本医疗保险增加了他们的缴费，却降低了保障水平。如果在此基础上再增加费率，会引发个人不满情绪，更加不利于制度扩展工作的进行。而较小的"风险池"不利于发挥分散风险的作用，使制度的保障效果受影响。

3. 财政补贴。理论上说，由于医疗保险具有外部性，由于老龄化对国家和社会的多重影响，国家应当对增加的这部分医疗保险费给予补助。问题是，仅仅上述原因，财政就必须全部承担增加的这部分支出吗？财政有能力承担吗？财政承担这笔支出对整个国民经济的影响有多大？

对第一个问题，上述原因显然是不充分的。因为社会保险一般原则是多方分担保险费，国家则扮演"最后出场者"的作用。如果由国家全部承担这部分费用，实质上是向旧的国家保险制度的回复，是与增加个人责任、增强制度效率的改革原则相违背的。

而且，财政是否有能力承担这部分支出还是一个未知数。"九五"期间，由于"三条保障线"制度和其他保障措施的推行，财政社会保障支出增长很快，年均递增30.53%，而同期财政总支出的年均递增率仅为18.94%①。今后5~10年，国民经济和财政收入的增长速度预计将略有下降，而劳动力总量将达到峰值，总量性失业问题将非常严重。加上老龄化引起的养老金支出的增加，财政社会保障支出很可能以超过财政收入和财政支出增长的速度持续增长。"九五"期间，我国财政赤字达到了6 269亿元。未来十年财政支出中，社会保障、农业、科技、教育、国防等项支出都将呈现较快的增长速度，由此导致总体财政支出的较快增长。在财政收入增长速度稳定的情况下，大额财政赤字恐怕难以避免。那时，或许财政可以在大赤字的基础上增加一个小赤字，以支付增加的这部分医疗保险费，但这种不顾后果的支付对整体国民经济带来的后果是否大于由此提高的保障效果是值得怀疑的。因而，对增加的这部分医疗保险费，财政应当补贴，但补贴的程度可能是比较有限的。

（三）相关思考

如上所述，增加医疗保险费的几个渠道都因为种种原因而难以满足要求。那么，到底该如何解决这一筹资难题呢？如果我们以一种相反的思路看待这个问题，便会发现问题可以迎刃而解。按照最好的预测，在人均医疗支出工资率系数随着时间推移保持不变，即人均工资增长率与人均医疗支出增长率相等时，人口老龄化导致医疗费率增长的绝对额有限。在人口老龄化最高峰2050年的预期费率还不到8%，仍然在现行制度筹资费率的范围内。也就是说，我们仅仅只需对现行制度进行调整，使所有的缴费都可以调剂使用，就可以在不增加缴费的基础上满足老龄化对医疗费

---

① 蔡社文：《未来5~10年我国社会保障支出趋势分析》，《社会保障制度》2002年第9期。

增加的要求。在此基础上，财政再给予少许补助，保障不足的问题也可以妥善解决。

如果此项调整带来的收益在弥补部分人的损失后仍有剩余，便证明是一项"帕累托"改进。对整体基本医疗保险制度的调整论证超出了本书的研究范围，不再多谈。在此想说明的是，既然制度调整有利于应对老龄化，既然整体医疗保险制度调整尚有诸多问题，既然在老龄化形势下，老年人是导致医疗保险费率增加的主要原因，既然老年人不缴纳医疗保险费从而其个人账户作用有限，何不在基本医疗保险制度内部，设立专门的老年医疗保险子制度，对老年人采用特定的制度结构，取消老年个人账户，将资金并入统筹。这样的话，只要老年基本医疗保险子制度运行良好，整体医疗保险制度便可顺利应对人口老龄化。遵循这样一种思路，下文将对包括该子制度在内的老年医疗保险制度进行研究。

第三节 应对老龄化的新型老年人医疗保险体系构想

一、新型老年人医疗保险体系的内容

(一) 建立原则

由于现行医疗保险制度存在上述问题，老年人医疗需求得不到充分保障，老年人健康状况难以得到进一步改善。在人口老龄化形势下，总体医疗保险制度的收支平衡和保障效果也因此受到影响。因而，为顺利应对老龄化，确保老年人身体健康，有必要建立新型的老年医疗保险体系。这一新型体系的建立应遵循以下原则。

1. 公平优先，兼顾效率。作为社会保障制度的一个子制度，

老年人口医疗保险在本质上是一种再分配制度。因而，如何处理公平机制和效率机制的关系就不可避免地成为老年医疗保险制度必须解决的重大问题。老年人口属于弱势群体：一方面经济收入下降；另一方面，疾病风险增加，医疗费支出数额较大。因而老年医疗保险制度建设的宗旨和原则可能与总体医疗保险制度有所不同，有着自己的特殊性。如果说总体医疗保险制度建设可能以公平和效率机制的均衡作为制度建设原则的话，新型老年医疗保险体系则必须坚持"公平优先、兼顾效率"的原则。(1)必须发挥政府主导作用，运用再分配机制，集合多方力量，确保老年人基本的医疗服务需求。在实现这一目标过程中，要考虑老年人支付能力，不能过分强调老年人缴费与给付的相关性。(2)在老年人基本医疗需求得到满足后，要积极发挥效率机制、利益机制的作用，推动老年医疗保险供给数量和种类的增加，以满足老年人多种类、多水平的医疗需求，促进老年人健康状况和生活质量的提高。

2. 个人责任与社会责任并重。医疗服务具有外部性和老年人口属于弱势群体的特点决定了国家和社会对于老年人口医疗保险具有不可推卸的责任。国家和企业、在职职工等有关各方都应当将建立老年医疗保险当作应尽的义务，为满足老年人医疗需求贡献力量。另一方面，医疗保险也是老年人个人的事情，老年人应当树立自我负责、自我保障的观点，承担起医疗保险的部分责任。卫生经济学的理论已经证明，完全的免费医疗将导致严重的道德风险和医疗保险制度的无效率，老年医疗保险也同样如此。因而，新型医疗保险制度应当坚持个人责任与社会责任并重原则，由国家、企业、在职职工和老年人口等有关各方共同承担保险责任。

3. 提高保险水平与减轻各方负担相结合。一方面，尽量满足老年人医疗服务需求，提高老年人身体素质和健康水平，促进健康老龄化是我们应对老龄化的基本目标和必然要求。为此，需要提高新型老年医疗保险体系的保障水平,从老年卫生保健、医疗、护理等多方面提供保障,尽量提高相关服务的质量和水平。另一方面,提高保险水平的同时要注意减轻有关各方,尤其是国家和企业负担。因为,目前包括医疗保险在内的社会保障制度的总体负担已经很沉重。在此情况下,以增加国家和企业负担为代价的任何措施,包括提高老年医疗保险保障水平,都可能因为其对国民经济产生负面影响而得不偿失。因而,新型老年医疗保险制度要力求在提高保险水平与减轻各方负担间找到一个均衡点。为此,有效发挥市场机制的作用就成为必需。

4. 具备可持续性。既然是为了应对老龄化而设计的,新型老年医疗保险体系必须具有可持续性的特点,以保障老年人在老龄化形势下的医疗需求。为此,新型老年医疗保险体系的财务机制,必须具有一定程度的稳定性,能够适应人口年龄结构的变化。要实现此目标,首要是保证筹资来源的稳定性。因而,必须建立包括所有被保险人口的稳定的筹资来源渠道,并在此基础上保持筹资与支付之间的相对稳定性。

5. 充分体现中国国情。中国是一个拥有庞大人口基数和大量老年人口的发展中国家,整体经济发展水平低,而且城乡、地区间经济发展很不平衡,国家和人民的社会保障负担已经非常沉重。新型老年医疗保险体系应当充分体现中国国情,能够扬长避短,最大限度地节约资金,利用丰富的劳动力资源弥补资金短缺的不足,实现资源配置与老年医疗保险的"双赢"。

(二)内容

新型老年医疗保险体系由老年医疗保险制度和老年护理保险制度两部分组成。其中老年医疗保险制度由老年基本医疗保险和老年商业医疗保险两部分组成。老年基本医疗保险制度保障所有老年人基本的医疗服务需求，它采用社会保险机制，运用强制加入和多方负担的再分配制度保障目标的实现。老年商业医疗保险又包括老年大病保险和其他老年商业医疗保险两部分。前者对老年基本医疗保险封顶线以上医疗费用提供保障，由老年基本医疗保险经办机构代表老年人集体投保。可视为是对基本医疗保险制度的直接补充。后者则完全采用市场竞争机制和自愿参加原则，致力于为老年人更高层次、更大范围医疗需求提供保障。

老年护理保险制度包括社区护理保险和商业护理保险两部分。前者是一种互助合作性质的保险，由政府以社区为单位辅助建立。初始阶段采用鼓励自愿参加原则，由政府给予政策优惠和资金补助，鼓励社区居民参加。待发展成熟后转变为强制性社会护理保险制度，其目标定位于保障老年人护理需求和减轻基本医疗保险制度负担，降低老年医疗保险费用。而商业护理保险则属于商业医疗保险的一部分，致力于满足老年人多样化、多层次护理需求。

新型老年医疗保险体系可由图8-2表示如下。

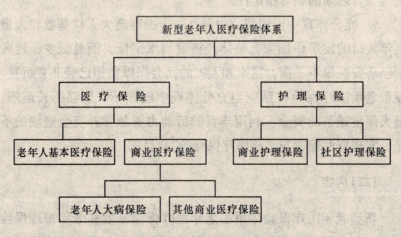

图8-2 新型老年人医疗保险体系框架

二、老年人基本医疗保险制度

（一）老年人基本医疗保险的含义

界定"老年人基本医疗保险"含义之前，必须首先明确基本医疗保险的含义。

何谓"基本医疗保险"呢？现行基本医疗保险制度将医疗费用高低作为确定基本医疗保险保障范围的依据，将"基本医疗保险"定位于保障一定金额（支付限额）以下的医疗风险。事实上，从保险学角度看，目前的"基本医疗保险"包含的小病并非真正的医疗风险，保险制度也并无太大意义。实践中反而由于小病的资金分流作用，导致较高的缴费率下仍出现保障大病的统筹基金收不抵支现象，最高支付限额以上的真正的医疗风险反而得不到保障。因而，有必要对"基本医疗保险"重新定位。

我们认为，"基本医疗保险"应该是对被保险人面临的医疗风险给予基本保障的保险。在这里，"基本"修饰保障水平，而非保障内容，因而不应该对"医疗风险"加以限制。由于只有大病才构成真正的医疗风险，因而，"基本医疗保险"就是对被保险人面临的大病风险给予基本保障的保险，这里的"大病风险"没有封顶线限制。

由此可得，"老年人基本医疗保险"就是对老年人面临的大病风险给予基本保障的保险，此处的"大病风险"同样没有封顶线限制。

上述讨论没有考虑经济因素对医疗保险保障内容的限制。事实上，由于特定的保险制度总是建立在特定的经济背景基础上的，医疗保险制度的内容不可避免地要受到经济因素的制约。具体到本章讨论的"老年基本医疗保险制度"，由于其制度设计受到经济发展水平和各方面负担能力的限制,所以出现了人为设计的封顶线,制度只对封顶线以下大病风险提供保障。不过,这一制度设计存在一个前提,就是封顶线以上医疗风险将通过社会保险机构代表被保险老人向商业保险公司投保的方式,直接由商业医疗保险提供保障。

因而,本章中的"老年人基本医疗保险制度"就是对老年人面临的一定限额(封顶线)以下的大病风险给予基本保障的一种社会保险制度,制度中的封顶线根据经济发展水平和各方负担能力来确定。

(二)老年人基本医疗保险制度的特点

1. 完全的互助共济。与现行基本医疗保险制度相比较,老年基本医疗保险制度取消个人账户,实行完全的社会统筹,互助共济,风险分担。各主体缴纳的医疗保险费都要进入社会统筹,老年人医疗费支出中符合制度要求部分,可以从社会统筹基金中得到偿付。为防范道德风险、提高制度效率,社会统筹基金支付同样实行起付线、共付比例和封顶线制度。其中,起付线和共付比例的确定要考虑老年人的经济收入和支付能力,做到既能抑制道德风险行为,又能保证正常的医疗需求。而封顶线的确定主要取决于制度的负担能力。与基本医疗保险相比,制度的起付线更低,统筹支付比例更高。在这种制度结构下,老年人缴纳医疗保险费数额取决于制度规定的保险费率,保险金偿付额则取决于老年人疾病状况和医疗费支出水平,二者之间没有直接对应关系,再分配力度很大。

2. 逐步多样的筹资来源。与现行制度相同,老年基本医疗保险以企业缴费为基本的筹资来源。不过,单一企业缴费难以满足老龄化对医疗保险支出增长的要求。因而,建议采取向基本医疗保险职工交费部分借款的方式，使基本医疗保险企业和职工缴费都得以以一定比率（如赡养率）为基础划入老年基本医疗保险账户。根据上文测算结果，即使保持人均医疗支出工资率不变，现行基本医疗保险制度支出费率在2040年以后可能达到7%。再考虑到减轻老年人负担所需的费用支出和人均医疗支出工资率上涨的因素，基本医疗保险制度可能在2030年以后就出现费用危机。采取上述借款措施后，老年基本医疗保险与现行制度老年医疗支出部分资金来源相同，因而也很可能在2030年以后才会出现费用危机。那时预计基本养老保险制度支出压力和国家、企业、个人三方负担已经有所减轻。因而可以以增加政府补贴或者企业和个人缴费的形式，解决老年医疗保险收入不足问题，并偿还向基本医疗保险制度的借款。那时，老年基本医疗保险筹资来源就呈现出多样化的特点。

3. 完全的现收现付。与基本医疗保险不同，老年基本医疗保险采用完全的现收现付制度，遵循"以支定收，收支平衡"的原则。采用现收现付筹资模式符合医疗保险"即期消费"的特点，同时也有利于节约采用个人账户制度所必需的人力、物力等管理成本。具体而言，制度收入和支出按如下方法确定。老年基本医疗保险制度的支出与封顶线高低有关。而封顶线要依据目前制度收入状况（从基本医疗保险划拨来的企业缴费额）和负担能力而确定。封顶线确定后，制度支出和所需资金也随之确定，将来各年度需要从基本医疗保险制度借入的资金额也由此而定。

4. 灵活的管理方式。老年基本医疗保险以基本医疗保险为基础，其管理方式呈现出灵活多样的特点。(1)依托基本医疗保险，实行"钱账分管"原则，老年医疗保险基金与基本医疗保险基金实行统一收缴、统一支出、统一管理，但各自单独设账。基本医疗保险管理机构内部设立独立部门专门负责老年医疗保险账务管理。

该部门负责根据基本医疗保险审查机构转来的老年医疗费用报销单据，计算确定制度支出额并预测下年度制度所需收入额；根据基本医疗保险企业缴费中划入的金额和制度所需收入额的差额，计算确定需从基本医疗保险制度职工缴费中借入的金额；以及代表被保险老年人向商业保险公司集体投保，计算应缴纳保险费额。(2)老年基本医疗保险其他管理事务，如基金收缴和管理，费用审查和偿付等，由基本医疗保险管理机构承担。

(三) 与总体基本医疗保险制度的关系

老年基本医疗保险制度属于基本医疗保险制度的一个子制度，除以上四个特点外，其余内容与基本医疗保险制度基本保持一致。如：制度覆盖人口为基本医疗保险制度中退休的被保险人；列入保险范围的疾病种类、诊疗项目、药品等与基本医疗保险相同；除账务管理外，其他管理事务均由基本医疗保险管理机构承担。而且，老年人与其他人口医疗费用报销范围和方法大致相同。差异只有两点：一是报销比例可能要大一些；二是封顶线以上费用可以得到商业保险公司的偿付。

三、社区护理保险制度

由于老龄化形势的迅猛发展，中国需要护理保险制度。而中国的国情决定了中国的护理保险必须能够节约资金，同时充分利用劳动力资源，以丰富的劳动力资源弥补资金的不足。如何才能做到这一点呢？中外"时间储蓄"的实践为我们的研究提供了有益的思路。

(一) 各地"时间储蓄"实践

1."时间储蓄"含义与本质。"时间储蓄"是翻译词汇，一般是指低龄老人为高龄老人提供护理服务，组织机构记录存档后，待低龄老人年长需要时可以享受同样长时间的服务。因而，它是一种"劳务储蓄"，是老年人"自己服务自己"的新举措。

就本质而言，时间储蓄就是一种劳务成果的延期支付，它与传统的家庭养老和现代社会的养老保障就原理而言如出一辙。在家庭养老中，父母提供劳务供养子女成长，待子女长大成人而自己年老丧失劳动能力时，由子女提供劳动成果偿还；实质就是将劳务储存在子女身上，在年老时支取。而养老保障与此类似，职工年轻时为社会提供服务，待年老时从社会领取养老金；实质是将劳务储存在社会待年老时支取。不同的是各自的支付内容和保障方式，"时间储蓄"以"时间"为媒介延期支付，靠组织机构规定来维持；家庭养老以劳务为媒介延期支付，靠血缘关系来维持；而养老保障以货币为媒介，靠国家强制力维持。

因而，"时间储蓄"实质是人们利用劳动成果延期支付这一原理，创造出的新的养老方式，是人们应对老龄化、解决养老问题的一大举措。

2."时间储蓄"现状与问题。"时间储蓄"实践产生在国外，中国一些城市也开始出现。1998年，上海虹口区一居委会率先提出"时间储存式为老服务"，将"低龄老人照顾高龄老人"的设想变成了现实。此后，上海有关科研和政府机构提出建立"上海老年生活护理互助会"，并起草了相关章程和管理办法。随后，北京、太原、南京、杭州等城市也相继出现"时间储蓄"实践。出现"时间储蓄"的城市有着一些共同特点：老年人口多，护理需求大；居委会干部热心、有威信；老城区，居民相互熟悉等。

堪称绝妙设想的"时间储蓄"行为在实践中却不尽如人意，遇到了一些问题：

- 信誉和权威性问题。与货币储蓄类似，信誉对于"时间储蓄"事业的开展具有重大影响。没有信誉就没有储蓄，没有整个事业的生存和发展。而目前的"时间储蓄"事业存在严重的信誉危机。我国的"时间储蓄"行为一般是由街道、居委会、工会等部门组织举办，大多是基于领导者的热心而非制度规定，具有自发性和自愿性，受人为因素影响较大，缺乏相关制度和规范保证，其信誉和权威性就取决于领导者的个人威信。而"时间储蓄"的储蓄与支付间具有相当长的期限，其间领导者的退休、调职等人为因素变化在所难免，而这些因素的变化将会对制度发展乃至生存产生致命性影响。例如：前任领导退休后，继任领导可能认识不到"时间储蓄"事业的必要性，而不愿继续开办。由此大大影响了"时间储蓄"的信誉，限制了整个事业的发展。

• 技术性问题。目前对于"时间储蓄"提供的服务并没有统一的标准和等级划分，"时间储蓄"行为记录的只是时间，对于服务的内容和质量却没有反映。由于劳动强度不同，相等的时间内提供的劳务的价值量是不同的。"时间储蓄"行为不做区分的结果可能会导致提供服务者拈轻怕重，真正需要护理的人员反而因所需服务的劳动强度大而得不到服务。而且服务质量好坏也没有衡量标准，只能根据服务态度好坏来确定，由此也不利于服务的规范化和质量的提高。

• 流动性问题。"时间储蓄"行为大多是在城市街道或区等小范围内举办的，其有效性也局限在特定区域范围内。随着改革的深入，人口流动性会逐步增强，出现提供服务的人离开区域的现象。而服务提供者一旦离开举办"时间储蓄"的区域，提供的服务难以继续得到认可，又难以转让和继承。缺乏流动性由此成为限制人们提供服务的一个障碍。

3. 相关思考。由此看来，限制"时间储蓄"进一步发展的主要是管理问题。如果政府出面，通过颁布法律法规，对"时间储蓄"

实践给予制度保证,对相关技术性问题进行规范,上述问题将迎刃而解。由此为建立社区护理保险制度提供了可行性基础。

(二)社区护理保险制度

1. 基本思想:运用"时间储蓄"原理,利用中国丰富的劳动力资源,通过代际转移支付方式解决老年护理服务问题。

2. 制度简单构想。以城市为单位,由各地劳动保障部门牵头,组织建立社区护理保险制度。通过健康人口向包括老年人在内的存在健康障碍的人口提供护理服务,解决老年人护理服务需求和供给问题。由劳动保障部门颁布《社区护理保险条例》,对制度的具体内容加以规范。具体而言,制度包含以下内容:

(1)覆盖人群和实施方式。采用半强制和自愿相结合原则,从青少年到老年人口都可以参加。就护理服务需求而言,上述各年龄人口在需要时都可以提出要求。就护理服务供给而言,低龄老年人口可以自愿提供服务,青少年和身体健康的工作人口则实行半强制原则,要求必须定期向老年人口提供少量护理服务(如一个月6个小时)。工作人口护理服务义务履行情况定期由管理机构反馈给学校或就业单位,作为评优、就业、升迁、奖励的重要条件。

(2)制度管理。社区护理保险制度由医疗保险部门领导,各社区居委会具体负责管理。需要护理服务者向居委会反映,居委会派遣服务人员提供服务;服务提供后,由居委会将服务时间和服务等级予以记录,经服务双方签字后存档。此外,未提供过服务的老年人口或其他年龄人口享受"时间储蓄"服务,需按照规定标准支付低费,储蓄了"时间"的服务接受者则以"时间"进行费用结算。由于社区护理保险具有社会福利性质,并有助于减轻社会保险制度的负担,政府应对制度提供一定补贴,由劳动保障部门从社会福利费和医疗保险费中各提取一部分当做制度管理费用。此外，接受护理服务老人的付费也是管理费用的一个来源。居委会收到付费后要上缴医疗保险部门，管理费由医疗保险部门拨付，不可直接坐支。

(3) 技术标准。各地医疗保险机构负责制订护理服务质量和等级标准。医疗保险机构可参照国外护理服务等级划分原则，并结合中国实际确定一定质量等级服务折算的"时间"。医疗保险机构还应该与物价部门合作，共同确定各等级适用的服务费。该费用标准主要用于计算青少年和工作人口等半强制原则义务人应该提供的服务折算的货币额（可支付等量货币代替服务），以及向未储蓄服务而享受服务的人收费。后一收费采用半价，以减轻服务享受者负担，增加制度需求。

(4) 流动性。护理服务储蓄可以继承或者转让。转让采取"时间"而非货币形式，以防有人从中牟利。储蓄者可以自愿转给家人或者其他人员。储蓄者流动到另一个城市时，只要该城市也实施"时间储蓄"制度，即可将自己的储蓄记录带到新的城市继续发挥作用。城市之间可以通过医疗保险机构具体结算。

3. 制度实施条件和相关配套措施。毫无疑问，社区护理保险制度应该在老龄化严重、老年人口较多、护理需求明显的地区实施。因而，目前社区护理保险制度可以先在部分老龄化形势严重的城市试点，待成熟后再予以推广（相关条件具备后还可以转变为强制性社会护理保险制度或纳入医疗保险制度范围）。除此之外，护理保险的顺利实施还需要其他一些条件。

(1) 劳动保障部门的政策、资金和管理支持。要成功地将自发的、处于萌芽状态的"时间储蓄"行为变为制度化、规范化的社区护理保险制度，劳动保障部门需发挥重要作用。有了劳动保障部门的参与，制度管理会更加有效，信誉和权威性也将大大提高；有劳动保障部门颁布的条例，制度得以在规范的基础上运行；有劳动保障部门的资金支持，制度的可持续发展会更有保障①。

(2)居委会工作人员的大力支持。居委会是护理保险供需双方的中介，也是供需双方和劳动保障部门之间的中间环节，是制度管理职责的具体承担者，是各方利益的协调者。其工作效率如何，工作热情高低对于整个制度的顺利运行起着重要作用。因而，对于居委会工作人员进行护理保险相关知识和思想政治教育就显得很有必要。

(3)护理服务供需双方和社会各界的积极支持。护理保险制度的发展状况，很大程度上取决于护理服务需求和供给的大小。在需求一定的情况下，制度发展主要取决于人们对护理保险制度的了解、理解、认同、信赖和支持情况。因为总体而言，护理保险是自愿性质的，半强制原则也主要是靠鼓励方式推行，没有强制措施要求人们必须参加，制度发展主要还是靠人们的自觉、自愿参与。因此，必须对社区护理保险制度进行广泛宣传，让人们了解制度内容和重大作用，推动社会上形成尊老、爱老、敬老和自觉提供养老服务的良好风气。只有包括就业单位在内的社会各界都对制度采取认同、支持的态度，社区护理保险制度才能够顺利发展。

总之，在以上各方的共同努力下，社区护理保险制度的开展，可以以较少的资金满足大部分老人的日常护理需求，从而解决了家庭护理不足的难题，有助于预防老年慢性病和由此导致的老年残疾状况发生，有助于减轻基本医疗保险制度的经济负担，提高

---

① 由于劳动保障部门的资金来自于保障制度各主体缴费，护理保险制度的发展实质上仍是取决于经济发展水平和负担能力。

老年人的健康水平，实现"健康老龄化"的目标。

四、老年人商业健康保险

（一）老年人商业健康保险的地位与作用

1998年基本医疗保险制度改革后，医疗费用报销起付线、共付比例和封顶线制度的规定，使个人负担医疗费用比例加重，平均达到30%左右，大病负担更重。由此引起人们对商业健康保险补充保障的巨大需求。尤其老年人，对商业健康保险的需求特别迫切。形势要求商业保险在老年医疗需求保障中发挥重大作用。具体而言，老年医疗保险多元体系中商业保险的作用主要体现在以下方面：

1. 直接补充老年基本医疗保险制度。由于经济发展水平和各方负担能力的限制，老年基本医疗保险不得不设定封顶线。但是，设封顶线并不意味着社会可以因此对老年人这部分医疗保险需求置之不理。毕竟，全面保障老年人基本医疗需求才是制度的最终目标。保险形式可以选择，保险目标却不可轻易背弃。因而，对这部分医疗需求的保险任务就落在了各种补充保险制度的身上，而商业健康保险则首当其冲。因为，减轻国家负担、降低财政风险的改革目标决定了社会保险机构不适于经办补充医疗保险制度。而商业保险正是经营风险的主体，商业保险丰富的风险管理经验、雄厚的资金实力和基金投资增值能力、灵活的经营机制和完善的管理机制都是其他补充保险制度所不可比拟的。商业保险增进效率的特点也正是我们所需要的。因而，由商业保险机构为老年基本医疗保险封顶线以上医疗费用提供保障是理所当然的。

2. 向老年人提供专业护理保险。老年人收入水平的多层次性和老年护理需求的复杂性决定了护理保险的内容应具有多样性，保障水平应具有多层次性。而自愿性的社区护理保险,其提供人大多没有经过专门的护理服务培训,提供的服务只能限于日常护理,而老年人急需的其他各种专业性护理服务仍得不到保险保障。而商业护理保险则可以填补这一空缺。一方面,中国商业性老年护理保险有巨大的市场空间。老龄化形势严重从而护理需求大的地区,经济发展水平一般较高,市民保险意识也强。部分家庭已具备购买老年护理保险的能力。另一方面,国外护理保险的成功实践为中国保险公司提供了良好的范例。再加上中国巨大的市场空间和丰富的劳动力资源,中国商业保险公司一定可以成功创造出自己的护理保险产品。

3. 满足老年人多样医疗需求。老年基本医疗保险仅仅为老年人提供了统一的、基本医疗需求保障。对于其中自付部分医疗费用,老年人可能仍希望得到保险。而且,疾病的多样性和老年人身体状况的差异使得部分有支付能力的老年人可能希望得到一些特殊医疗保险。如根据自身身体特点,专门针对某个疾病或某种新的更高水平的治疗措施和方法的保险。商业健康保险灵活的保单设计更能满足这一要求。

(二)现行老年人商业健康保险的局限性

近年来,我国商业健康发展迅速,取得了一定的成就。一是覆盖人群逐步扩大。2001年,商业健康保险承保人次首次突破1亿,2002年达到了1.3亿,2003年接近1.5亿。二是业务发展迅速,保费收入呈快速增长态势,年均增幅高达30%,而同期寿险保费增幅仅为14%。健康险保费占寿险保费的比重也在逐年提高。三是经营主体不断增加,产品不断丰富。根据修改后的《保险法》,从2003年开始,财产保险公司也可以经营短期健康保险,国内有资格经营商业健康保险的主体达50余家,已经有29家寿险公司和 8 家产险公司经营健康保险。提供的医疗健康保险产品种类已经超过 300 种。除了传统的费用补偿型产品和住院津贴型产品，保险公司也开始涉足失能收入损失保险和长期护理保险等新领域。四是业务结构逐步从以团险业务为主转变为以个人业务为主，到 2003 年个人业务所占比重达到 62.19%。五是服务领域日益拓宽，社会影响明显扩大。保险公司提供的健康保险已经覆盖了包括电力、铁路、邮政、通信等行业在内的各大行业，社会影响也明显扩大①。

可是，我国老年商业健康保险发展却很滞后，还没能承担老年医疗保险的重任。直到 2002 年 7 月太平洋寿险公司"康怡一生"险种的问世，医疗个人保险才首次把投保人年龄放宽至 70 岁②。直至目前，市场上的健康险种，特别是住院医疗类的健康险产品大多为一年期产品，保户需要每年续保，一旦发生理赔，续保就比较困难。同时，这类产品往往最高续保到 70 岁，超过 70 岁则保障终止。70 岁以上老年人往往最需要医疗保障，却无从保障。

面对老年医疗保险市场如此巨大的市场空间，保险公司为什么行动如此迟缓呢？制约保险公司经营老年健康保险产品的因素主要有以下几点：

1. 技术难度高。与普通寿险相比，健康保险费率厘定由于疾病的复杂性和影响医疗费用各因素的不确定性而显得尤为困难。它除需考虑人均预期寿命、预期经济增长率、利率等相同因素外，还必须对各疾病种类的发病率、损失率、医疗技术增长状况等因素做出精确估算，需要运用数学、统计学、金融学、医学等许多

---

① 何平平：《对我国商业健康保险发展的思考》，《山西高等学校社会科学学报》2006 年第 1 期。
② 杜舒：《老年险市场需配套发展》，《证券时报》，2002-11-27。

学科知识进行大量的数据测算。而中国商业保险起步晚，基础数据缺乏，专业研究落后，一些国外普遍使用的风险管理技术，如次优要求、大案管理、非比例再保险保护等，我国还非常缺乏，结果导致健康保险费率厘定的失误率增加。约40%的公司健康保险赔付率超过100%，有的甚至达到了200%，健康保险变成了"烫手的山芋"。

2. 道德风险大。保险公司作为医疗费用支付的"第三方"，对被保险人和医疗服务方缺乏有效的制约方法，监管成本很高。一方面，目前我国医疗服务市场还不完善，医疗服务过程不透明，药价虚高、医疗浪费现象屡禁不止，"医患合谋"的道德风险行为更是大量存在。另一方面，一些投保人的"逆选择"和索赔欺诈行为更令保险公司防不胜防。结果使得保险公司原本科学的费率厘定，会由于人为因素导致的损失概率和损失程度的增加而出现较大偏差，增大保险经营成本，严重时甚至导致经营亏损。

3. 人才要求高。健康保险要求保险人员有较高的医学知识，熟悉相关疾病的诊断、治疗方法和医疗花费额，能满足健康保险精算、核保、理赔等方面的要求。如健康保险理赔人员必须能够判断相关治疗程序是否必要，医疗花费是否正常。而目前我国保险业界这种复合型人才缺乏，影响了健康保险业务的推广。

4. 老年保险风险大。老年人患病率高，损失程度高，疾病风险大，保险风险大，高风险必然要求高保费。然而，老年人收入水平一般不高，保费高了老年人承受不起，险种很难推广，保险经营目标难以实现。而且，老年护理服务市场也不完善，护理机构和护理人员资格没有统一标准，护理服务收费更是高低不一。由于前面三个原因，保险公司本就对医疗险种热情不高，再遇到这种情况，肯定不愿吃力不讨好，出现较少涉足老年医疗保险领域的情况也就不足为奇了。

(三)老年人商业健康保险发展策略

为迅速改变现状,满足市场需求,商业保险必须采取新的发展策略。首要一点是必须改变把健康保险作为寿险附属业务的模式,把健康保险摆到与寿险同等重要的位置上来。具体而言,应采取以下措施。

1. 采用社会医疗保险机构集体投保方式创立封顶线以上医疗费用保险。与社会医疗保险经办机构合作,接受对方集体投保,可以有效避免投保人的逆选择行为;大病医疗服务的专有性也将大大减少"一人看病,全家吃药"的道德风险行为,从而为保险公司的费率测算、正常经营提供了基础。将老年人与基本医疗保险制度中其他年龄人口集体投保的方式,也可以使老年人的高风险得到有效分散,保险费率得以降低到老年人可以接受的范围内,使老年医疗保险难题得以解决。这方面,国内保险公司已经有成功实践。1997年,太平洋保险公司在厦门和珠海开办职工补充医疗保险,由社会保险经办机构代表职工集体投保,每人每年缴纳24元或30元的保费,在发生重大疾病时就可以得到累计年度最高15万元的赔付。运行几年来,既大大解除了职工大病医疗费用之忧,保险公司也获得了一定的收益,并积累了丰富的承保与理赔经验,使业务得以扩大到更多城市。其他各保险公司也应当依据这一经验,积极探索,共同努力,力争使全国所有城镇退休人口和在职职工都得以享受封顶线以上医疗费用保险。

2. 积极开办老年护理保险。保险公司可以采用两种方式开办老年护理保险:一种是与少数服务质量好、信誉高的专业护理机构签约,由其向符合条件的被保险老年人提供护理服务,保险公司负责偿付服务费用。采用这种方法时,一定要像健康保险一样,注意对供需双方道德风险行为的制约,合理的费用偿付机制和需方费用分担方法是必不可少的。另一种是直接提供护理服务。保险公司可以借鉴国外"管理式看护"的经验,适时介入护理服务市场,设立专业护理机构,雇用专门人员对老年人提供包括医疗护理、精神护理、生活护理在内的专业化、标准化、全方位护理服务。护理服务依据内容、数量和质量的不同,划分为不同等级,每一等级适用不同的保险费额,不同的身体状况。采用这种方式可以有效避免供方诱导需求行为的发生,但启动费用较大。保险公司应当对两种方法都进行尝试,总结经验后再重点推广。

3. 其他老年健康保险。只有丰富、多样的险种才能满足投保人不同标准、不同种类的需求,促进老年健康保险的发展。因而保险公司必须苦练内功,提高保险技术水平,加强保险精算工作,细化保单,提高专业化程度,以专业化、个性化、多元化的保单设计攻克老年健康保险难关。

(四)相关配套措施

老年商业健康保险涉及医疗、护理、保险等多个领域,医生、医院、药厂、护理人员、护理机构、保险双方等多个主体,投保、出险、接受服务、偿付等多个环节。每一个主体的行为、每一个环节的运行都将直接影响保险的效果。因而,老年健康保险的顺利实施,除了保险机构自身努力外,还需要一些配套措施。其中最为重要的就是医疗和护理服务市场的规范化。

医疗和护理服务市场分别是医疗和护理保险的基础市场。没有服务市场的规范化,保险就失去了进行风险测算的基础,经营机制不再有效。因而,必须采取措施促进两个服务市场的规范化。

首先,要强化两个服务市场的国家干预。(医疗市场的国家干预见第二章)国家应当建立护理机构市场准入标准、护理人员资格考试制度和服务质量检查制度等相关法律法规,并由专门机构实施监督检查。在此基础上，鼓励发展行业协会等机构，加强两个服务市场的自律。

其次，为促进保险的规范化，国家应该颁布《商业健康保险示范法》和《商业护理保险示范法》等法规，对保险公司在制定医疗和护理保险条款时所要遵守的最低标准和投保方应享有的权利做出规定。

最后，考虑到老年商业健康保险减轻社会保险负担的作用，国家还应当对老年商业健康保险和护理保险提供税收优惠，如医疗和护理保险金不缴纳个人所得税等。

第九章

我国城镇社会医疗救助制度研究

第一节 社会医疗救助制度的概念和性质

一、社会医疗救助的概念

社会医疗救助有广义和狭义之分。从救助的范围来看，广义的社会医疗救助不仅指一个国家对本国国民的医疗救助，也指国家和国家之间的国际医疗救助；从救助的内容来看，它不仅包括贫困医疗救助，还包括对自然灾害、突发公共卫生事件等的医疗救助；从救助的主体来看，它不仅指政府主导的医疗救助，还包括社会组织及个人的慈善医疗救助；从救助的水平来看，它既包括基本医疗救助又包括大病医疗救助，是对所有医疗帮助和支持行为的总称。狭义的社会医疗救助则仅仅指对贫困人口的基本医疗救助①。

本章使用的社会医疗救助的概念是指以政府为主体，从财政、政策和技术上为贫病人士提供某些或全部基本的医疗卫生服务，

---

① 李小华、董军：《医疗救助的内涵、特点与实质》，《卫生经济研究》2005 年第 7 期。

以保障和改善贫困人群健康状况的一种措施。

城镇社会医疗救助按救助对象的不同可以分为两种形式：(1)对那些在享受基本医疗保险后，仍然无力支付巨额医疗费用的城镇职工进行医疗补助；(2)医疗救助更多的是用于帮助那些处于贫困与疾病中，靠自身力量无法摆脱这种困境的弱势群体。

二、社会医疗救助的性质和意义

(一)社会医疗救助是一种公共产品

社会医疗救助具有公共产品的特征，主要表现在：(1)某个救助对象接受医疗救助并不会影响或妨碍其他人同时享受该救助，也不会降低其他人使用卫生服务的水平，具有消费的非排他性；(2)救助对象无须通过竞争的方式，不用资金投入和成本付出就可以获得救助，享有方式上具有非竞争性；(3)社会医疗救助的供给目的不是为了追求利润最大化，而是提高公共福利和社会效益，具有正的外部性。因此，社会医疗救助是一种公共物品。

(二)社会医疗救助体现了卫生资源分配的公平性

从本质上讲，社会医疗救助是一种实物性再分配计划。它的责任主体主要是政府。政府通过实施社会医疗救助，将一部分国民收入强制性转移支付给贫困人群，资助其享受基本的医疗卫生服务。这种制度体现的是不计贡献大小，按需分配原则和平等原则。其目的是为了消除或缩小社会成员之间在医疗保障、卫生服务利用和健康上的差异，以维护社会公平。

(三)社会医疗救助也体现了资源分配的效率原则

按照福利经济学的理论，富人的收入边际效用低于穷人的收入边际效用。收入从较富裕者转向较贫困者,会使社会福利总量增加。因此,要增加社会福利,就必须实现收入均等化。实现收入均等化的手段和形式很多。社会医疗救助作为一种转移支付制度,不仅可以在一定程度上消除贫病人群在医疗卫生服务可及性上的经济障碍,提高健康状况差、医疗需求多的贫困人群对健康服务的利用水平,而且可以提高整个社会的福利水平,以更少的成本取得更大的社会效益,给整个社会带来更高的健康状况的边际效用,从而提高全人口健康投资的效率。

(四)建立社会医疗救助制度有重要的现实意义

《中共中央关于构建社会主义和谐社会若干重大问题的决定》提出了"建设覆盖城乡居民的基本卫生保健制度"的战略构想,并将"发展社会医疗救助"与"完善城镇职工基本医疗保险"、"建立以大病统筹为主的城镇居民医疗保险"和"推进新型农村合作医疗"并列为实现全民医保目标的4大措施和制度。因此,社会医疗救助制度的建立对于完善我国的医疗保障体系,保障国民的医疗权利和身体健康,促进社会公平,构建社会主义和谐社会有重要意义。关于这一点我们将在下文中做详细分析。

第二节 建立城镇社会医疗救助制度的必要性分析

本节主要借助国家卫生服务调查的有关资料分析城镇不同收入人群卫生服务需要与利用的状况以及不同医疗保障计划覆盖下的各类人群卫生服务需要与利用的状况,旨在揭示收入水平和保险计划与城镇居民卫生服务需要与利用之间的关系,从而说明建立社会医疗救助制度的必要性。

一、城镇不同收入人群卫生服务需要与利用情况

不同人群对医疗卫生服务的需要源于共同的原因,那就是患病。每个人都有可能患病,但患病以后能否形成有效需求,获得和利用所需要的医疗卫生服务在很大程度上取决于个人的收入水平和享有的保险计划。

我们首先借助两周患病率、慢性病患病率和因病卧床等三个指标说明城镇不同收入居民卫生服务需要量及其差异(见表9-1)。

表9-1　　　　城镇不同收入居民患病与因病卧床情况

指标、年份	按收入分组				
	1	2	3	4	5
两周患病率(‰)					
1993年	14.39	15.55	17.43	17.58	18.98
1998年	15.66	16.93	15.93	17.85	18.59
2003年	13.38	13.56	14.29	14.31	15.48
慢病患病率(‰)					
1993年	15.74	17.14	19.75	20.51	22.26
1998年	15.90	18.70	18.20	22.50	24.80
2003年	14.24	14.62	18.40	19.48	22.21
因病卧床率(%)					
1993年	2.22	2.04	2.15	2.04	2.09
1998年	1.94	1.75	1.59	1.74	1.73
2003年	3.69	3.32	3.12	3.39	3.33

说　明:①表中的"1、2、3、4、5"是居民收入分组情况。分组方法是将调查家庭自我报告的人均收入从小到大进行排序,按调查人口五等份进行分组(下同);②1993年、1998年、2003年分别代表第一次、第二次、第三次国家卫生服务调查(下同)。

资料来源:卫生部统计信息中心编:《中国卫生服务调查研究:第三次国家卫生服务调查分析报告》,中国协和医科大学出版社2004年,第87页,表3-8-7。

从表 9-1 可以看出，就自我报告的两周患病率和慢性病患病率这两个指标而言，它们的变化随收入的增加而增加；而就因病卧床率而言，在三次国家卫生服务调查中最低收入组居民报告发生因病卧床的比例均高于其他各收入组。以上差异可能是由不同的健康状况造成的。但不同收入组居民之间各项指标的差异并不是太大，而且 10 年间（1993～2003 年）各项指标的波动也并不大。

而表 9-2 和表 9-3 所反映的不同收入组居民利用医疗卫生服务的情况却有很大差异和变化。(1) 从纵向比较来看，10 年间不同收入组居民的两周就诊率和年住院率都呈下降趋势[①]；而未就诊率和未住院率呈上升趋势。(2) 从横向比较来看，两周就诊率和年住院率随收入的增加而增加；而未就诊率和未住院率随收入的增加而下降。(3) 高收入组和低收入组之间各项指标的差距进一步拉大。收入越低，两周就诊率和年住院率下降的幅度，以及未就诊率

表 9-2　　城镇不同收入居民两周就诊率和未就诊率情况

指标、年份	按收入分组				
	1	2	3	4	5
两周就诊率(%)					
1993 年	21.8	19.6	22.8	22.3	26.9
1998 年	16.5	16.6	15.5	18.5	20.3
2003 年	10.1	10.2	12.0	11.8	15.0
未就诊率(%)					
1993 年	37.5	42.7	40.2	39.4	35.9
1998 年	49.1	46.1	44.1	45.5	39.9
2003 年	60.2	57.7	54.2	51.2	45.2

资料来源：卫生部统计信息中心编：《中国卫生服务调查研究：第三次国家卫生服务调查分析报告》，中国协和医科大学出版社 2004 年，第 87 页，表 3-8-8。

[①] 其中两周就诊率的下降趋势比较明显；而在年住院率方面有少数例外的情况，主要是高收入组居民的年住院率有一定程度的升幅。

和未住院率上升的幅度就越大,而高收入组的情况正好相反,甚至在个别指标(年住院率)上出现了与整体趋势相背离的走势(见表9-2和表9-3)。这些变化,特别是高低收入组之间的差异说明,在医疗卫生服务利用整体下滑的背景下,收入越低,下滑的幅度越大。也就是说,低收入居民的医疗服务利用情况正在不断恶化,到了应该解决的时候了。

表9-3　　　　　城镇不同收入居民住院率和未住院率

指标、年份	按收入分组				
	1	2	3	4	5
年住院率(%)					
1993年	4.53	5.13	5.26	4.86	5.32
1998年	3.07	3.07	3.67	4.26	4.20
2003年	3.36	3.03	4.55	4.66	5.65
未住院率(%)					
1993年	31.67	23.84	22.42	21.04	16.87
1998年	46.80	42.60	33.00	29.00	27.40
2003年	41.58	32.30	22.73	28.23	17.18

资料来源:卫生部统计信息中心编:《中国卫生服务调查研究:第三次国家卫生服务调查分析报告》,中国协和医科大学出版社2004年,第88页,表3-8-9。

二、城镇不同收入居民医疗保障状况及不同医保人群医疗服务利用情况

(一)不同收入居民医疗保障状况

从1993年、1998年和2003年三次国家卫生服务调查的数据比较来看,在我国医疗保障制度重建的过程中,各收入组居民参

加社会医疗保险的比例都有不同程度的下降,无医疗保障的比例则有不同程度的上升。但这种变化的过程和幅度在不同收入组居民间有很大的差异。在社会医疗保险方面,最低收入居民参加社会医疗保险的比例几乎呈直线下降,2003年参加社会医疗保险的最低收入居民比例较10年前下降了近两倍,仅为1993年的1/3,下降幅度在各收入组中是最大的,实际比例则是最低的。而随着收入的增加,参加社会医疗保险的比例逐渐增加,也就是说,收入越高,参加社会医疗保险的比例越高,同往年相比下降的幅度也在收窄。同5年前(1998年)相比,2003年第4、第5组的中高收入居民参加社会医疗保险的比例甚至还出现了上升,其中高收入居民的上升幅度超过10%(见表9-4)。高低收入居民间参加社会医疗保险的比例的差距进一步拉大。

表9-4　1993年、1998年和2003年城镇不同收入居民医疗保障状况

(单位:%)

医保、年份	按收入分组的医疗保障状况				
	1	2	3	4	5
社会医疗保险					
1993年	36.70	65.72	75.27	78.70	72.09
1998年	20.07	38.68	49.58	58.10	63.86
2003年	12.27	30.02	44.75	59.03	70.28
无医疗保障					
1993年	49.98	30.88	21.48	17.56	18.76
1998年	71.88	52.69	41.11	30.76	24.59
2003年	76.03	55.07	41.07	28.64	19.54

资料来源:卫生部统计信息中心编:《中国卫生服务调查研究:第三次国家卫生服务调查分析报告》,中国协和医科大学出版社2004年,第86页,表3-8-6。

在医疗保障的缺失方面，2003年有逾3/4的低收入居民没有任何的医疗保障，也就是说这些低收入居民看病吃药完全是自费。而高收入居民中仅有不到20%的人没有医疗保障，比1993年略有增长，但同1998年相比则有一定幅度的下降（见表9-4）。这表明高低收入居民在无医疗保障的情况下面临的疾病风险和财政风险也出现了不断加大的贫富分化，处于风险之下的贫者越来越多，富者越来越少。风险的累积与支付能力负相关，一方面表明现行制度极不公平，另一方面也使社会酝酿着巨大风险。

（二）不同医保人群医疗服务利用情况

我们对不同医保人群医疗服务利用情况的分析主要是想说明两个问题，一是有无医保对医疗服务利用的影响；二是经济因素对医疗服务利用的影响，不管有无医保。

首先我们来看两周患病未治疗这个指标。在不同医疗保障计划覆盖的城镇居民中，比较极端的一种情况就是无医疗保险的居民。他们的未治疗比例最高（13%），以下依次是其他社保人员（8.4%）、城镇医保人员（7.9%）和购买商业保险者（3.9%）。在患病而未治疗的原因中，一半以上的有各种医疗保险的居民回答说病情不重无须治疗，也就是说他们自我感觉较好而放弃就医。因经济困难而未就医的人在各类有医疗保险居民中的比例均不到1/4。而无医疗保险的居民因经济困难而未就医的占54.3%（见表9-5）。这表明有医疗保险和无医疗保险的居民患病未治疗的主要原因有所不同，其中经济原因是无医保居民面临的最大问题。

表 9-5　城镇不同医保居民两周患病未治疗比例及原因　（单位：%）

	城镇医保	其他社保	商业保险	无医疗保险
未治疗比例	7.9	8.4	3.9	13.0
未治疗原因				
自感病轻	51.7	54.0	66.7	27.7
经济困难	15.6	24.7	22.2	54.3
无时间	3.8	0.7	0.0	1.4
交通不便	0.0	0.0	0.0	0.0
无有效措施	15.6	13.3	11.1	9.4
其他	13.3	7.3	0.0	7.1

资料来源：卫生部统计信息中心编：《中国卫生服务调查研究：第三次国家卫生服务调查分析报告》，中国协和医科大学出版社 2004 年，第 100 页，表 3-9-14。

如果说两周患病及就诊主要是针对小病和门诊而言，不会给城镇居民，特别是有医疗保险的居民带来太大财政压力的话，大病和住院的情况就不一样了。所以我们要考察的下一个指标是应住院而未住院的比例。在各类居民中，无医疗保险居民未住院比例最高，达到 37.4%，以下依次是城镇医保人员（22.9%）、购买商业保险者（21.4%）和其他社保人员（17.9%）。从总体上看，应住院而未住院的比例高于两周患病未治疗的比例。这在一定程度上说明住院给各类居民都会带来压力。在解释为什么不住院的原因中，有三类居民（无医疗保险、其他社保和城镇医保居民）将经济困难作为首要原因，所占比例几乎在一半以上。只有购买商业保险的居民将经济困难列为次要原因（见表 9-6）。这可能与商业保险购买者的个人经济状况有一定关系。

表9-6　城镇不同医保居民应住院而未住院比例及原因　　（单位:%）

	城镇医保	其他社保	商业保险	无医疗保险
未住院比例	22.9	17.9	21.4	37.4
未住院原因				
没必要	33.2	24.0	61.5	29.6
经济困难	48.0	51.0	38.5	63.7
无时间	3.6	4.2	0.0	2.9
其他	15.3	20.8	0.0	3.8

资料来源：卫生部统计信息中心编：《中国卫生服务调查研究：第三次国家卫生服务调查分析报告》，中国协和医科大学出版社2004年，第103页，表3-8-20、表3-8-21。

我们要考察的第三个指标是住院病人出院原因。从表9-7可以看出，正常（病愈医生要求）和非正常（未愈医生要求、自己要求和其他原因）出院的比例相差无几。在非正常出院中，自己因各种原因要求出院的比例最高（34.5%）。而在自己要求出院的患者中，53%是由于经济困难（见表9-7）。

表9-7　　　　　城镇住院病人出院原因　　　　（单位:%）

病愈医生要求	52.2
未愈医生要求	9.6
自己要求	34.5
久病不愈	10.2
经济困难	53.0
医院条件所限	4.6
其他	32.3
其他原因	3.8

资料来源：卫生部统计信息中心编：《第三次国家卫生服务调查数据分析》，中国协和医科大学出版社2004年，第43页，表2-3-21、表2-3-22。

三、几点结论

通过以上分析，我们可以得出以下几点结论：

第一，从医疗服务的需求来看，城镇居民之间不会因为收入的原因而有很大的差异，而且这种状况在很长一段时间内没有太大的变化。但是在医疗服务供给基本相同的条件下，不同居民间的医疗服务利用却有很大差异。

第二，支付能力是影响医疗服务利用的一个重要因素。而收入水平和医疗保障状况又是影响支付能力的两个重要变量。对收入水平的影响：一方面低收入居民的医疗服务利用情况不断恶化，另一方面高低收入居民间医疗服务利用的差距越拉越大。由于医疗保障是一种实物性的转移支付计划，因此医疗保障在一定程度上会增强保障对象的支付能力和利用医疗服务的能力。随着高低收入居民间参加社会医疗保险的比例的差距进一步拉大，他们利用医疗服务的差距也会进一步扩大。由此不难看出，中国现行的社会医疗保险制度是一种极不公平的制度。

第三，经济原因是影响多数居民就医（包括门诊和住院）决策的重要问题；对无医疗保险的低收入居民来说，经济问题是其就医面临的最大障碍。

第四，从目前城镇居民医疗服务利用的情况来看，存在着较为严重的人道问题和公平性问题，需要有相应的制度安排予以舒缓和保障。从我国医疗保障制度的供给来看，社会医疗保险是主要的制度模式，但它不仅不能解决低收入居民的医疗问题，而且会造成新的不公平，加剧公平性问题。同时，社会医疗保险制度也不可能解决所有被保险对象的医疗问题，一部分被保险对象也会因为经济问题而陷入困境。而社会医疗救助作为一种目标锁定性强的医疗保障制度，能增强救助对象的支付能力，帮助因经济问题而陷入医疗困境或因健康问题而陷入生活困境的居民战胜困难，摆脱困境。因此，建立社会医疗救助制度对于解决我国医疗卫生领域的人道问题和公平性有重要意义。

第三节 我国城镇社会医疗救助制度的现状分析

一、我国社会医疗救助制度的发展进程

社会医疗救助的概念和做法在20世纪80年代农村扶贫或加强农村初级卫生保健的政府文件中就出现了。到20世纪90年代，随着城市贫困人口的剧增，社会医疗救助被引入城市，成为弥补城镇居民最低生活保障制度和城镇职工基本医疗保险制度的不足，解决城镇居民医疗困境的有效手段①。

党的十六届三中全会提出了建立健全包括社会医疗救助制度在内的多层次的医疗保障体系。在这一精神的指导下，国务院及有关部委多次召开会议，下发文件，部署建立城市社会医疗救助制度。2005年3月14日，国务院办公厅转发了民政部、卫生部、劳动保障部、财政部《关于建立城市医疗救助制度试点工作的意见》，并安排3亿元专项资金，用于支持困难地方建立城市社会医疗救助制度。社会医疗救助的试点工作在全国范围内全面铺开。

二、试点城市社会医疗救助制度的实施现状

《关于建立城市医疗救助制度试点工作的意见》发布后，社会医疗救助先后在镇江、上海、大连、武汉、北京、成都、沈阳、

---

① 时正新：《中国社会福利与社会进步报告（2002）》，社会科学文献出版社2002年，第160页。

青岛和杭州等大中城市开始试点。下面我们将试点过程中各地的主要做法及普遍存在的问题做一概述,以期对社会医疗救助的试点工作有一初步认识。

(一)各地的主要做法

1. 基本原则。尽管各试点地区的具体做法不尽相同,但建立社会医疗救助制度的基本原则大体一致,那就是以国家和社会资助为基础,向合格的医疗救助对象提供最基本的免费或低价医疗服务。

2. 救助对象。由于救助对象的总量及构成对医疗救助费用的影响很大,因此,各地在确定医疗救助对象时都非常谨慎,循序渐进,量力而行,有所选择,有所限定。特别是在医疗救助制度建立之初,救助面都不是太广,大多以享受最低生活保障的城镇居民为主。有些地方还将城郊的农村低保户纳入进来,实行城乡一体救助(如大连、武汉);在一些经济发达和财政承受能力较强的城市,还将社会医疗救助的救助范围从低保家庭扩展到城镇低收入家庭(如上海)。这里说的"低收入家庭",是指人均收入低于当地城镇低保标准150%的家庭。除此之外,有些城市还特别注意对城镇低保户和低收入家庭中小孩和孕产妇的救助(如成都),这样做,花费不多,但社会效益非常好。

3. 医疗待遇。我国医疗保障体系的总体设计强调权利与义务,医疗保障水平与购买力之间的关系。由于社会医疗救助是医疗保障体系的最后一道防线,提供的是免费或低价的医疗服务,因此,试点地区都将社会医疗救助的待遇水平定位在基本医疗保险之下,主要包括常规费用减免和大病医疗救助。所谓常规费用减免是指救助对象在定点医院就诊或在定点药店购药时免收或减收门诊挂号费、门诊诊疗费、常规检查费、大型设备检查费、住院诊疗费、基本手术费、住院床位费以及药费等费用;所谓大病医疗救助就是对身患慢性肾衰竭（尿毒症）、恶性肿瘤、再生障碍性贫血等治疗费用昂贵的重大疾病的救助对象予以救助。当然各地对常规费用减免和大病医疗救助的范围和标准的规定有所不同。

4. 经费来源。多渠道筹措救助基金是各试点城市的共同特点。具体来说，基金筹措渠道主要有，各级财政拨款、社会福利彩票资金、医保结余资金、工会大病医疗互助保障金、国外专项资金（如成都）、利息收入、社会捐赠等。但不管怎样，财政拨款和政府资金应该是社会医疗救助主要的资金来源。其他资金要么非常少，要么不稳定，而且有的还指明了用途。如果医疗救助财政以这些资金为主，是不利于社会医疗救助制度稳定发展的。但是这些资金又是政府资金必不可少的重要补充。

5. 救助方式。试点城市实施医疗救助的形式是多种多样的。有的采取第三方付款的方式，也就是说，救助对象在取得医疗救助的资格后，持医疗救助管理部门颁发的有效证明或证件到指定医院就医，费用由医疗救助管理部门与医院结算；有的设立"惠民医院"，专门接诊救助对象，"惠民医院"由政府予以补助。

6. 管理。从人员的管理来看，由于医疗救助对象大多是城镇低保户，因而医疗救助对象的确定和管理是依托城镇居民最低生活保障制度的管理规定和网络来进行的。从救助资金的管理来看，试点城市大多列入财政专户管理，实行专款专用；在医疗费用的核算、报销方面，有的地方由街道（乡镇）社会保障事务所负责，有的由民政部门负责，还有的成立由卫生、民政、财政、审计、劳动保障、总工会、街道等部门组成的监管机构，对救助资金的管理和使用实行监管。

（二）城镇社会医疗救助制度存在的问题

通过实施社会医疗救助制度，在一定程度上缓解了城镇低保户和低收入家庭的就医困难,取得了良好的社会效益。实践证明这是一项值得推广和大力发展的医疗保障制度。同时,在社会医疗救助制度试点过程中也暴露出一些问题,需要进一步研究和改进。

1. 管理体制不顺,增加了管理成本,降低了制度运行的效率。社会医疗救助的管理涉及多个部门。这是由社会医疗救助的自身特点决定的。它既是一种社会救助制度,同时也是一种医疗保障制度。作为一种社会救助制度,它应由民政部门负责管理;而作为一种医疗保障制度,它所发生的医疗费用可以利用城镇职工基本医疗保险的管理系统进行审核、报销,而城镇职工基本医疗保险制度是由劳动保障部门负责管理的。这样,在由民政部门负责管理社会医疗救助的地方并不会利用劳动保障部门花费大量资金建立起来的用于管理城镇职工基本医疗保险的一套制度,而会另起炉灶。但医疗资金的流转、审核、报销、结算是一项技术性很强的工作,对民政部门的同志而言绝对是一个新领域。他们建立的管理制度只能模仿基本医疗保险的模式,而且管起来一点也不专业,这样既增加了管理成本,又降低了制度运行的效率。当然将社会医疗救助与基本医疗保险归口起来一起管理,也会带来一些问题,一是社会保险部门管低保户名不正言不顺;二会增加管理的复杂性与难度,毕竟社会医疗救助与基本医疗保险是性质不同的两种制度。尽管如此,江苏的镇江等地仍在探索将社会弱势群体逐步纳入社会医疗保险体制的新模式。

2. 筹资模式有待完善。(1)资金来源渠道比较单一。尽管社会医疗救助应以政府资金为主,但其他社会资金是政府资金的必要补充,它们有助于减轻政府的财政压力。这与以缴费为基础的社会医疗保险有所不同。从试点的情况来看,尽管各地都试图拓宽医疗救助的资金来源渠道,而且也建立起了一定的筹资机制,但从这些渠道筹集来的社会资金不仅量小而且不稳定，特别是各种形式的社会捐赠比较少，有待挖掘和提高。(2)中央和地方的供款模式不尽合理。从试点的情况来看，多数地方的社会医疗救助是由市、区两级财政负担的，而中央财政的配套资金不多。这样做会加大地方政府的财政压力，挫伤其开办医疗救助项目的积极性。而中央政府通过配套拨款，既减轻了地方政府的压力，又调动了其积极性，有助于切实办好医疗救助项目。最低生活保障制度的发展进程正好说明了这一点。低保制度实施之初，也主要由地方财政负担，后来它逐渐演变成一项主要由中央财政资助的项目。

3. 医疗救助资金需要与供给的矛盾突出。城镇医疗救助制度实施以来，一直处于资金短缺的状态，造成这个问题的原因主要有：一是合格的医疗救助对象增多，医疗需求总量扩大；二是医疗服务价格上涨，救助对象病情变数难料，使医疗救助费用上升；三是医疗救助经费不能足额及时到位，加剧了经费紧张状况。

4. 服务利用率低，影响了医疗救助的效果。这一问题是由两个原因造成的：一是为了控制医疗救助的费用，在医疗救助中会采用起付线、共付制、封顶线等费用控制措施，而这些措施的实行会增加救助对象的财政负担，进而影响其就医的决策和医疗服务的利用；二是定点医院和定点药店的价格没有真正降下来。

5. 基本医疗包的设计不尽合理。如前所述，社会医疗救助的基本原则是向合格的医疗救助对象提供最基本的免费或低价医疗服务。那么，何为最基本的医疗服务？这就要设计一个由一揽子医疗服务所组成的基本医疗包。这个基本医疗包设计得合理与否关系重大，一方面它关系到救助对象的医疗待遇；另一方面它关系到整个制度的公平性，毕竟社会医疗救助是一个不用缴费的福利项目。基本医疗包的内容和设计受多种因素的影响，而且技术性很强。各地要设计出相对合理的基本医疗包尚待时日。

6. 管理存在一定问题。这里讲的管理是指微观层面上的对人和钱的管理。(1)对人的管理。作为一种社会救助制度,社会医疗救助应有很强的指向性和目标性,也就是说它要将有限的资金用到最需要救助的家庭和个人身上。因此我们强调合格的救助对象。社会医疗救助在不"多救"一个人的同时,也不能"漏救"一个人,即要做到应救尽救。"多救"和"漏救"是对人的管理中面临的两大问题。当前比较突出的是,城市医疗救助计划绝大部分没有覆盖流动贫困人口,也就是"漏救"的问题比较严重。(2)对钱的管理,也就是对救助资金的管理。救助资金的使用和管理敏感性强,社会影响大,因为它是救死扶伤的钱。虽然同社会保险基金相比,医疗救助资金的数目不算大,但加强监管同样重要。特别是目前医疗救助资金的来源比较分散,缺乏统一管理,更加大了监管的难度。

第四节 美国医疗援助制度及其启示[①]

以穷人为目标的医疗援助制度(Medicaid)在美国运行了30多年,已相当成熟,其经验和教训值得我们研究和借鉴。本节从介绍和分析美国的医疗援助制度入手,探讨美国的医疗援助制度对我国的借鉴意义。

一、美国医疗援助制度的概况和特点

Medicaid 是美国两大公共医疗保障计划之一[②]。1998年,接

[①] 参见张奇林:《美国医疗援助制度对我国的启示》,《武汉大学学报》(哲学社会科学版),2004年政治与公共管理论丛。

[②] 另一个公共医疗保障计划是老年人医疗照顾(Medicare)。

受医疗服务和长期护理援助的受益者达4 000多万。2002年，Medicaid开支2 500亿美元，占全美医疗卫生总支出的16%，主要用于支付低收入者的医疗费和护理费。Medicaid对于保障穷人的医疗权利和身体健康起到了重要作用，是美国医疗保障体系的重要组成部分。

Medicaid的对象主要包括五类人：一是AFDC(Aid to Families with Dependent Children)和SSI(Supplemental Security Income)的援助对象。他们都是社会保障法所规定的救助对象，同时也是Medicaid的主要受益者。二是低收入家庭的小孩和孕妇。三是低收入的医疗照顾(Medicare)对象。四是有较大医疗开支的人。五是接受机构护理的人。按照联邦法律，前面三类人，各州必须予以援助；后面两类人，各州可以有选择地进行援助。

Medicaid采用联邦和州两级供款模式。这一模式自Medicaid产生之日起一直未有改变。联邦政府拨给各州的配套经费是以各州的人均收入为基础，依据下面一个公式计算出来的：

$$P = 100 - 45 \cdot S^2/N^2, 和 50 \leq P \leq 83$$

式中：P代表联邦的资助率；N和S分别代表全国与各州的人均收入。如果一个州的人均收入等于全国的平均水平，联邦的配套率就是55%；对大多数人均收入在全国平均水平以上的州来说，50%是最小的配套率；对收入较低的州来说，83%是最大的配套率。

为了获得联邦政府的配套经费，各州必须向Medicaid对象提供一系列基本的医疗服务，包括医院和医生的服务、家庭健康计划咨询、专业护理机构的照顾、诊断服务、小孩各种疾病的检查和治疗等。各州还可以有选择地提供一些服务，例如，处方药、牙的护理、弱智者的护理、老人和小孩的精神疾病治疗等。

Medicaid的管理也分联邦和州两级。在联邦政府内，Medicaid

由卫生和人力服务部(Department of Health and Human Services)中的健康照顾财政署(Health Care Financing Administration, HCFA[①])管理。在州一级，Medicaid 的管理机构各不一样，一般为卫生或人力服务部门。

虽然 Medicaid 和 Medicare 都是由第三方付费的公共医疗保险计划，而且都由联邦政府内的 HCFA 管理，但是，与 Medicare 相比，Medicaid 有很多不同的地方。

第一，Medicaid 是一种福利项目，因此，Medicaid 对象没有缴费的义务。而 Medicare 和社会保障捆在一起，老年人在享受 Medicare 之前，必须缴纳社会保障税。因此，在权利和义务的关系上，两者有本质的不同。

第二，与 Medicare 的正统地位和社会声望相比，Medicaid 的地位相当低下，为社会所瞧不起。Medicaid 可能是作为 Medicare 的补救办法与 Medicare 一同产生的，意在帮助贫困的 Medicare 病人支付医疗费、保险费和其他服务费，收拾 Medicare 的残局。

第三，Medicaid 对医生的补偿率比 Medicare 和私人保险计划低很多。因此，很少有医生愿意参加 Medicaid 计划，大多数医生都拒绝接诊 Medicaid 病人，致使 Medicaid 对象的就医机会无法保障，而且很难接受主流医疗机构的诊治，医疗待遇平平。

第四，虽然 Medicaid 和 Medicare 都由第三方付费，但经费来源渠道有所不同。Medicaid 由联邦和州两级政府供款，而 Medicare 仅由联邦政府一家资助。在 Medicaid 的筹资方面，联邦政府和州政府的关系比较微妙。Medicaid 常常成为联邦和州争夺经费的

[①] 为了提高工作效率，改进服务，布什(George W. Bush)政府于2001年6月14日宣布，将 HCFA 改名为 Medicare 和 Medicaid 服务中心(Centers for Medicare and Medicaid Services, CMMS)，但基本的管理职能没有改变，因此，我们仍使用 HCFA 的名称。

舞台。

第五，Medicaid 因州而异，变化很大。在 Medicaid 的管理中，联邦政府只负责制定宏观的指导方针，提供必要的财政援助，促进和监督 Medicaid 计划的实行。州政府负责具体实施，在决定项目的范围和结构方面享有很大的自治权。

第六，Medicaid 的资格认定办法复杂难懂，使许多救助对象望而生畏。导致这一状况的原因是，联邦和州政府都想藉此减少 Medicaid 开支。

二、美国医疗援助制度的变化趋势

Medicaid 是一项针对特殊人群，提供特别服务的公共救助项目。费用问题是其核心问题①，它制约着 Medicaid 的水平、待遇和人数，并直接关系到整个计划的平稳运行。而政府的政策和人口结构是影响 Medicaid 费用两个最为重要的因素，它们决定了 Medicaid 资金的流量和流向。这里，我们从分析 Medicaid 费用和人员构成的变化趋势入手，探讨这两个因素对美国 Medicaid 制度的影响。

（一）Medicaid 费用的变化趋势

从长期趋势来看，Medicaid 费用逐年增长，但费用的增长很不规则，有的年份增长特别慢，有的年份增长特别快，反映出政策的波动和人员构成的变化。

在 Medicaid 计划的早期（1980 年以前），费用增长较快，从 1970 年的 53 亿美元增加到 1980 年的 248 亿美元，主要原因是援

---

① 当然，医疗援助的质量，贫困人口如何获得更多的医疗援助机会等问题也很重要，但从整个制度的成败来看，费用问题是最重要的。

助对象不断增加。随后的几年,尽管经济不景气,贫困人口增加,但费用的增幅却不断下降,成为 Medicaid 历史上费用增长最慢的时期。这一时期费用的缓慢增长主要是受 1981 年混合预算协调法案(Omnibus Budget Reconciliation Act1981, OBRA1981)中费用控制条款的影响。该法案授权州政府制定费用较低的补偿和医疗传递方案。同时减少联邦政府的配套经费,对享受福利的人员加以限制。

1984 年以后,随着经济形势的好转,以及越来越多的决策者认识到 OBRA1981 过于苛刻,国会每年都要批准生效一批法令,要求州政府扩大 Medicaid 的覆盖范围和服务范围,主要是针对小孩和孕妇。低收入的老年人、残疾人以及无家可归者、新移民等也在考虑之列。这样,Medicaid 作为一种健康照顾计划,在低收入人群中的影响越来越大,地位越来越重要,费用也急剧上升。从 1988 年到 1993 年,每年的费用增长率都是两位数。其中,从 1989 年到 1992 年,费用年均增长 19.6%,是 Medicaid 费用增长最快的时期。研究表明,注册人数的增加对费用的影响最大。这一时期费用增长的 36% 就是这一原因造成的。

在持续几年的膨胀之后,从 1994 年开始,Medicaid 费的增长明显放慢,每年的增长率都维持在一位数。1994 年至 1997 年的年均增长率为 5.9%,其中,1997 年较 1996 年仅增长了 3.8%,为历年来的最低。1998 年增长了 6.6%,略高于 1997 年的增幅,但仍属较低水平。导致费用增长放慢的原因主要有:首先,联邦法律限制各州实行转移费用的特别财政政策。其次,经济形势好转和贫困人口减少,导致 Medicaid 新增注册人数减少。再次,1996 年,共和党控制下的国会进行了福利政策改革,将联邦的权力和资金下放给州政府,由州政府决定谁是贫困者,谁应当享受福利。最后,达到人均费用减少。

关于 Medicaid 费用未来的发展趋势，卫生事务专家和一些权威机构普遍持乐观态度，认为至 21 世纪初，Medicaid 费用仍将维持较低速度的增长，其理由是导致 20 世纪 90 年代中后期费用低增长的各种因素仍将继续发挥作用。

（二）Medicaid 对象的构成及其变化

从前面的分析可以看出，Medicaid 对象的总量对 Medicaid 费用的流量影响很大。同样，受援对象的构成对费用的流量和流向也有很大影响。但两种影响的相关关系并不一样，前者基本上是正相关，而后者要复杂得多，因为受援对象的构成和需求在不断变化。

1975 年至 1995 年，低收入的老年人和其他受援对象的比例呈下降趋势，而受援的残疾人和小孩在 Medicaid 总人口中的比例在上升。其中，残疾人的比例由 1975 年的 11.2% 上升到 1998 年的 16.3%，小孩的比例则由 1975 年的 43.6% 升至 1995 年的 47.3%。

1975 年，残疾人的花费占 Medicaid 总支出的 27.7%，1995 年增至 41%；小孩的费用却由 1975 年的 17.8% 降至 1995 年的 14.9%。不难看出，尽管接受援助的儿童人数不断上升，他们的费用份额却在下降。目前，儿童在 Medicaid 总人口中比例最大，增长最快，但他们是花费最少的援助对象。每个小孩的平均费用只占全部援助对象平均费用的 1/3。

老年人和残疾人是花费最多的人群。1998 年，接受 Medicaid 的老年人人均费用是 10 242 美元，残疾人的人均费用是 9 095 美元。这两类人群虽然只占总受援对象的 26.1%，他们却花去了近 60% 的费用。而 1997 年，低收入家庭的成年人和小孩的人均费用分别只有 1 810 美元和 1 027 美元。虽然他们几乎占 Medicaid 总人口的 3/4，但所用的费用不到总费用的 30%。

造成人口比例和费用比例不对称的主要原因是，不同人群由于年龄特征和身体特征的差异，他们的医疗需求，以及 Medicaid 据此提供的医疗服务有很大不同。与援助资金大量流向老年人和残疾人相对应的是，援助资金在医疗服务项目之间也在发生转移，即从残疾人、贫困的成年人和小孩的急症护理转移到老年人和慢性病的长期护理。1996 年，Medicaid 支付给医生的费用仅占总支出的 5.9%，低于家庭健康服务或处方药的支出。而同期，另一个公共医疗保障项目——Medicare 的同类开支占总费用的 25.4%。最近的研究还表明，1993 年，Medicaid 用于医生的开支仅为 Medicare 的 73% 和私人保险项目的 47%。与此相反，在疗养院的总护理费中，Medicaid 的份额几乎占一半。从此意义上讲，Medicaid 的性质正在改变，逐渐成为一个长期护理援助的项目。

三、美国医疗援助制度对我国的借鉴意义

第一，保障穷人和其他弱势人群的医疗权利和身体健康是政府义不容辞的责任。这一原则，即使是在市场经济高度发达和自由的美国也得到了确认，尽管这种确认经历了相当长的时间。因此，在没有实现全民医保之前，医疗救助不可或缺。它对于保障弱势群体的身体健康，弥补其他医疗保险计划的不足有重要意义。

第二，Medicaid 的合法地位是以《社会保障法》修正案的形式确定下来的。它从资金筹集到运作、管理都有法可依，是一个高度规范化、制度化、相对稳定的医疗救助项目。因此，加快我国的医疗救助立法是医疗救助制度健康发展的当务之急。

第三，在一个多层次和多元化的医疗保障体系中，医疗救助计划的保障水平是最低的，是一个兜底的项目。但不管怎样，救助对象所需要的基本医疗服务必须予以保障。

第四，作为一种由政府主办的福利医疗计划，费用问题是其

核心问题。而政府的政策和救助对象的结构是影响医疗救助费用的两个重要因素。因此，我国在推进社会医疗救助制度时，要充分考虑医疗救助政策对救助对象数量和构成的影响，从而保证医疗救助财政的稳定和医疗救助的顺利实施。

第五，就我国医疗救助的管理和付费方式而言，可以仿效美国，将医疗救助与社会医疗保险统一起来由一个部门集中管理，采取第三方付费的方式进行结算。同时控制费用增长是必要的。

第六，在经费来源方面，与 Medicaid 不同，我国的社会医疗救助制度不是一个纯粹的政府医疗保障计划，它的经费来源不仅限于政府拨款，还有一部分来自社会捐赠，包括捐资、捐物和无偿提供医疗、护理服务等。这主要是因为我国的政府财力和卫生资源不足，需要广开财源。但不管怎样，政府拨款始终应是医疗救助财政的中坚力量，以保障医疗救助财政的稳定，政府拨款可以仿效美国的做法，采取中央和地方两级供款的模式。中央的配套经费以各地的人均收入为基础予以拨付。在美国，联邦政府的配套率在50%~83%之间变化。我国由于东、西部收入差别比较大，中央政府可以通过转移支付，适当增加对贫困和边远省份的资助，减少对富裕和发达省份的拨款。

第七，应该看到，美国 Medicaid 制度存在明显的不足，同时也面临着一些亟待解决的问题，如社会对 Medicaid 的偏见，Medicaid 政策的复杂与多变，以及如何扩大 Medicaid 范围，让更多的弱势人群接受免费医疗，如何让主流医疗服务走近援助对象等，这也是我国社会医疗救助制度需要吸取的教训和将要面临的问题。

第十章

W 市城镇职工基本医疗保险制度调查分析

城镇职工基本医疗保险制度是我国城镇医疗保障制度改革的先行军,也是城镇医疗保障体系建设的主体。自 1998 年国务院颁布《国务院关于建立城镇职工基本医疗保险制度的决定》并部署实施以来,已有 1.57 亿城镇职工参加了基本医疗保险。本章以湖北省 W 市为个案,通过对该市基本医疗保险制度运行状况的调查分析,总结基本医疗保险制度取得的成绩和存在的问题,希望能对进一步认识和完善我国城镇职工基本医疗保险制度有所帮助。

第一节 W 市城镇职工基本医疗保险制度概述

作为全国和湖北省实施医疗改革重点联系城市,2001 年 11 月,W 市根据《国务院关于建立城镇职工基本医疗保险制度的决定》,制定了《W 市城镇职工基本医疗保险办法》及 20 个配套办法,并于当年 12 月 16 日正式启动实施。

W 市根据其职工实际承受能力、人口老龄化程度及现有医疗服务基础等实际情况,确定了"低水平、广覆盖、保基本、多层次"的医疗保险制度改革基本思路。城镇职工医疗保险制度总体框架是建立以基本医疗保险为主体,大额医疗保险、补充医疗保险和社会医疗救助为补充的多层次社会医疗保障体系。

一、W市城镇职工基本医疗保险制度的架构

(一)基本原则

建立基本医疗保险的原则是"基本水平、广泛覆盖、双方负担、统账结合"。

(二)覆盖范围

《W市城镇职工基本医疗保险办法》规定,参加基本医疗保险的范围和对象为:机关、事业单位、社会团体、民办非企业单位及其职工、退休人员;城镇所有企业(包括国有企业、集体企业、外商投资企业、私营企业和其他企业)及其职工、退休人员;部队在汉单位(不含现役军人和军队在编职员)、行业单位(如金融、邮电、铁路、电力等)及其职工、退休人员;已参加W市基本养老保险的城镇个体经济组织业主及其从业人员。参保单位和个人执行统一政策。

(三)基本医疗保险费的征缴方式

基本医疗保险费由用人单位和职工按月共同缴纳。在职职工以本人上年度月平均工资作为缴费基数①,并按2%缴纳基本医疗保险费②;退休人员个人不缴纳基本医疗保险费。

---

① 职工没有上年度月平均工资的,以本年度月平均工资作为缴费基数;没有本年度月平均工资的,以当月工资作为缴费基数。

② 2%的缴费水平是依据以下情况确定的:一是因为《国务院关于建立城镇职工基本医疗保险制度的决定》规定的硬性指标;二是因为W市近几年的劳保和公费医疗已经普遍实行了个人承担部分医疗费用的办法,职工自我保障意识逐步增强,在心理上和经济上都能接受。

用人单位的缴费基数为本单位全体职工缴费基数之和，缴费比例为8%①。

对于退休人员，用人单位按上年度全市职工平均工资的50%为其缴纳一次性的基本医疗保险费。职工退休时实际缴费年限每满一年，缴费比例降低10个百分点；满十年后，用人单位不再为其缴纳一次性的基本医疗保险费。

所缴费用按照社会统筹和个人账户相结合的原则，建立基本医疗保险基金。个人账户主要包括职工个人缴费和从用人单位缴费中划入的部分。用人单位缴纳的基本医疗保险费在扣除划入参保人员个人账户的部分后，即为统筹基金。职工个人缴费全部记入本人的个人账户；用人单位缴纳的基本医疗保险费按表10-1所列标准记入职工和退休人员个人账户。不难看出，用人单位缴费划入个人账户的比例随职工年龄的增长而递增，特别是对退休人员个人账户给予了较大照顾。

对于特困企业的缴费问题，W市规定，经批准的特困国有企业按本单位职工缴费基数之和的5%缴纳基本医疗保险费，比一般单位少了3个百分点，所缴费用全部记入基本医疗保险统筹基金；职工按本人缴费基数的2%缴纳基本医疗保险费，所缴费用全部记入个人账户。而国有企业破产、改制时被解除劳动合同的职工按上年度全市职工平均工资7%的比例，由本人在医疗保险经办机构

---

① 确定用人单位缴费水平的依据是：(1)W市是老工业城市，部分企业经济效益低，财政负担沉重，缴费不能偏高，否则会使困难企业缴不起费，效益好的企业也会负担过重，不愿意缴，造成基金收缴难，参保率低。(2)W市职工工资水平偏低，人口老龄化程度高，缴费率如果偏低，则医疗保险基金总体规模偏小，医疗消费实际供求差距较大，医疗保险制度正常运行缺乏资金保障，职工基本医疗需求难以满足。(3)当时上海、北京、深圳、杭州用人单位缴费比例为9%，南京、广州、青岛、大连为8%，成都、哈尔滨、宁波、郑州为7.5%。W市采取8%的缴费比例参考了其他城市的缴费比例。

表 10-1　W 市基本医疗保险费的征缴及进入个人账户和社会统筹账户的比例

	在职≤35岁	35~45岁	45岁~退休	退休~70岁	>70岁
个人缴纳(%)	2	2	2	0	0
单位缴纳(%)	8	8	8	一次性缴纳上年度全市职工平均工资的50%	一次性缴纳上年度全市职工平均工资的50%
其中：划入个人账户(%)	1.1	1.4	1.7	上年度月平均退休费的4.8%	上年度月平均退休费的5.1%
划入社会统筹(%)	6.9	6.6	6.3	余下部分	余下部分

说　明：缴费基数为本人上年度月平均工资；职工月平均工资或当月工资低于上年度全市职工月平均工资60%的，以上年度全市职工月平均工资的60%作为缴费基数；超过上年度全市职工月平均工资300%的，以上年度全市职工月平均工资的300%作为缴费基数。退休人员没有上年度月平均退休费的，以本年度月平均退休费为基数；没有本年度月平均退休费的，以当月退休费为基数；退休费低于上年度全市职工月平均工资80%的，以上年度全市职工月平均工资的80%为基数。

设定的缴费窗口一年一次性继续缴费，其中：2%记入个人账户，5%记入基本医疗保险统筹基金。

（四）支付方式

个人账户主要用于支付职工在定点医疗机构门诊就医和在定点零售药店购药的医疗费用。统筹基金主要用于支付参保人员在定点医疗机构住院、门诊紧急抢救和在门诊治疗部分重症疾病的医疗费用。

在实际支付中,设置统筹基金起付标准和最高支付限额。起付标准相当于上年度全市职工平均工资的10%,并根据医疗机构的等级分别确定。其中:一级医疗机构为500元;二级医疗机构为700元;三级医疗机构为900元。

在职职工、退休人员在定点医疗机构住院、门诊紧急抢救发生的符合基本医疗保险规定的医疗费用,在统筹基金起付标准以下的由参保人员自付;医疗费用在统筹基金起付标准以上且在最高支付限额(3万元)①以下的部分,根据医疗机构等级,由统筹基金和参保人员按比例支付,支付比例见表10-2。

表10-2　　W市在职职工与退休人员的支付比例

医疗机构等级	在职职工		退休人员	
	个人支付比例(%)	统筹基金支付比例(%)	个人支付比例(%)	统筹基金支付比例(%)
一级医疗机构	12	88	9.6	90.4
二级医疗机构	15	85	12	88
三级医疗机构	18	82	14.4	85.6

从表10-2可以看出,第一,随着医疗机构级别的提高,不管是在职职工还是退休人员,个人支付比例逐渐上升,统筹基金支付比例逐步下降。这样做是有一定道理的。因为要享受更好的医疗服务,个人就应支付更高的成本。同时也可以减少卫生资源的浪费。第二,在职职工的个人支付比例均高于退休人员,体现了基本医疗保险制度对退休人员的关照。但统筹基金对于退休人员医疗费用的支付压力会随之增大,特别是在W市退休人员比例逐

---

① 最高支付限额是按上年度全市职工年平均工资的4倍确定的。3万元的限额标准一直沿用至今。据调查,W市96%左右住院病人的医疗费都在3万元以下,因此,基本医疗保险能解决绝大多数职工的基本医疗保障问题。

年增大的情况下,基本医疗保险基金能否持续顺利运行面临挑战。

门诊治疗部分重症疾病①发生的符合基本医疗保险规定的医疗费,统筹基金对在职职工按 80% 的比例支付,对退休人员按 85% 的比例支付,余下的部分由参保人员个人自付。

基本医疗保险支付范围仅限于规定的基本医疗保险药品目录、诊疗项目目录和医疗服务设施目录内的医疗费用。职工、退休人员就医时的用药、检查和治疗应执行三个目录的规定,在未经批准情况下使用目录规定以外的药品和诊疗项目的,统筹基金不予支付,费用由个人承担。对提供基本医疗保险服务的医疗机构和药店实行定点管理,职工就医、购药必须在定点医疗机构和定点零售药店进行。参加基本医疗保险的每个人可在全市任何一家定点医疗机构、定点零售药店就医、购药,打破了原公费、劳保医疗只能在一两家医院就医的界限。

(五)住院费用结算

基本医疗保险对在定点医疗机构发生的住院费用实行月度定额结算。其计算公式是:

月度定额结算费用总额 = 定额结算标准② × 月度内实际出院人次

实际发生的费用(不包括个人自付医疗费用)低于月度定额结算费用总额的,按实际发生的费用拨付;高于月度定额结算费用总额的,按以上公式拨付。

基本医疗保险根据医疗机构级别和类型的不同,确定了不同

---

① 这些重症疾病包括,慢性肾功能衰竭、恶性肿瘤(含白血病)、高血压Ⅲ期(有心、脑、肾并发症之一的)、糖尿病(合并感染或有心、肾、眼、神经并发症之一的)。

② 定额结算标准是根据 W 市同级同类医疗机构最近 3 年职工实际平均住院费用水平,并结合年度医疗保险统筹基金预算总额、物价指数变动等因素确定的。

的定额结算标准,并随相关因素的变化随时做出调整(见表10-3)。

表10-3　　　　W市主要综合医院定额结算标准　　　(单位:元)

医院级别	2001年12月至2002年8月	2002年9月至2002年12月	2003年1月至2003年10月	2003年11月至2003年12月	2004年1月至2006年6月	2006年7月至今
一级	1 323	1 323	1 323	1 403	1 430	1 430
二级	1 720	1 720	1 720	1 800	2 000	2 340
三级乙等	2 204	2 314	2 500	2 580	2 800	3 280
三级甲等	2 204	2 314	2 500	2 580	3 100	3 650

二、其他医疗保障制度

为了提高医疗保障制度的抗风险能力,扩大医疗保障的覆盖范围,W市在基本医疗保险之外,还建立了以大额医疗保险、补充医疗保险和社会医疗救助等为补充的多层次的医疗保障制度。

(一)大额医疗保险

大额医疗保险采用商业保险的办法,主要帮助参保人员解决超过基本医疗保险统筹基金最高支付限额以上的医疗费用。大额医疗保险费由参加基本医疗保险的全体参保人员按每人每月7元标准在缴纳基本医疗保险费时一并缴纳。市劳动和社会保障行政管理部门代表全体参保人员集中在商业保险公司投保大额医疗保险。参保人员基本医疗保险费超过统筹基金最高支付限额以上的部分,由大额医疗保险和参保人员共同承担,实行分段计算、累加支付,即:

3万元以上至10万元(含)的医疗费用,大额医疗保险基金支付94%，职工个人自付6%。

10万元以上至20万元（含）的医疗费用，大额医疗保险基金支付96%，职工个人自付4%。

20万元以上的医疗费用，大额医疗保险基金支付98%，职工个人自付2%。

在一个年度内，大额医疗保险基金按比例支付的费用最高为每人30万元。

此外，在一个保险年度内，职工、退休人员住院、门诊紧急抢救和在门诊治疗符合规定的重症疾病，在3万元以内由个人自付的医疗费（不含个人自付的起付标准数的医疗费和不符合基本医疗保险规定的医疗费用）累计超过4 000元的，由商业保险公司一次性给予1 000元的补助。

（二）补充医疗保险

补充医疗保险由企业补充医疗保险、公务员医疗补助和职工医疗互助构成，主要用于减轻参保人员在享受基本医疗保险和大额医疗保险时个人自付医疗费用的负担。

1. 企业补充医疗保险。参加基本医疗保险的企业，可根据实际情况，为本单位职工建立企业补充医疗保险，用于参保人员自付医疗费用的补助。补充医疗保险费的筹资水平原则上不超过本单位上年度职工工资总额的4%，并允许进入成本，由用人单位制定具体办法，自行管理，并接受本单位职工和市劳动和社会保障部门监督。

2. 公务员医疗补助。主要是对公务员门诊、住院个人负担的医疗费用进行补助，公务员医疗补助实行市区两级管理，补助水平根据公务员实际医疗消费水平和同级财政负担能力确定。

3. 职工医疗互助。医疗互助资金主要用于职工医疗费用个人自付部分的补助，减轻职工医疗费用负担，职工可自愿参加，按规定缴纳互助费，由市总工会制定职工医疗互助的指导性意见，单位基层工会制定具体办法并自主组织实施和管理。

（三）社会医疗救助

社会医疗救助主要是对享受 W 市城市居民最低生活保障且未参加基本医疗保险的人员给予基本医疗救助，设立基本医疗救助专项资金。资金来源：一是由市区两级财政共同安排，列入财政预算；二是社会捐赠。救助对象在市民政、卫生部门确定的救助医院就诊，可享受手术费减免 20%，CT、核磁共振等大型设备检查费减免 20%，普通住院床位费减免 50% 等医疗优惠政策。社会医疗救助的管理办法由市民政、卫生部门制定并负责组织实施。

（四）离休干部医疗保险

W 市是一个老工业城市，部分企业、事业单位存在困难，使得离休干部医药费不能按时报销，出现了"先清后欠、边清边欠"的现象。2002 年 3 月 11 日 W 市颁布了《关于离休干部医药费保障办法》，采取对离休干部医药费进行单独统筹与管理，解决离休干部看病用药自垫资金的问题，从制度上保障离休干部的医疗保障待遇。

第二节　W 市城镇职工基本医疗保险制度运行状况分析

一、参保人数和单位的变化

W 市城镇职工基本医疗保险制度实施 5 年来，无论是参保人数还是参保单位户数都有大幅增长。截至 2006 年年底，市级参保户数共计 14 831 户,参保人数达 1 471 351 人,分别比 2002 年增长 297.9% 和 106%(见表 10-4)。

表 10-4　　W 市市级医疗保险历年参保人数及单位对比表

		2002 年	2003 年	2004 年	2005 年	2006 年
企业	参保单位户数	1 876	4 117	6 591	8 822	11 873
	参保人数	518 388	889 282	1 081 706	1 133 302	1 215 174
事业	参保单位户数	1 390	1 550	1 717	1 792	1 798
	参保人数	137 578	151 461	164 553	170 311	178 704
机关	参保单位户数	461	451	481	487	479
	参保人数	58 198	58 472	59 869	60 271	60 553
其他	参保单位户数	0	0	0	0	681
	参保人数	0	0	0	0	16 920
合计	参保单位户数	3 727	6 118	8 789	11 101	14 831
	参保人数	714 164	1 099 215	1 306 128	1 363 884	1 471 351

资料来源:W 市医疗保险中心历年统计资料(内部资料)。

从增长态势上看,参保单位户数和参保人数都呈逐年稳步上升的趋势,而且增长基本同步。但从增速来看,前者的增速要明显快于后者。参保单位户数每年都以两位数的速度增长,其中 2003 年增幅最大,达到 64.15%。这一年参保人数也增长了 53.92%,为历年之最(见图 10-1 和表 10-4)。

从参加单位的性质来看,W 市机关的参保情况变化不大。事业单位的参保人数与户数逐年增长。企业是参保的主体,无论是参保户数还是参保人数,企业都占了绝大部分。2002~2006 年企业的参保人数分别占总参保人数的 72.6%、80.9%、82.8%、83.1%、82.6%。特别是 2003 年,新增参保企业 2 241 户,增加

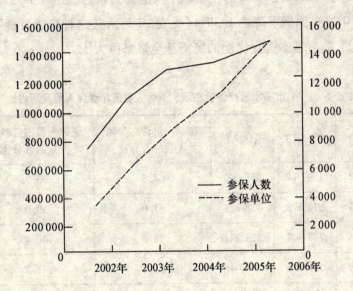

图 10-1　W 市市级医疗保险历年参保人数及参保单位变化

约 37.1 万人(见表 10-4),这是 2003 年 W 市基本医疗保险参保单位户数、人数的增长幅度达到最大的最主要原因。它表明在基本医疗保险实施初期,大多数企业还持观望态度,但随着该制度的顺利运行,大量的企业踊跃地加入进来。

二、参保人员结构分析

基本医疗保险制度实施以来,在总参保人数不断增加的同时,在职职工和退休人员的参保绝对人数都呈逐年增长的趋势。但是退休人员的增长幅度大于在职职工,导致在职职工占总参保人数的百分比总体上是逐年下降的(除了 2006 年略有上升以外),从 2002 年的 64.3% 降到 2006 年的 58.2%;而退休人员占总参保人数的百分比逐年增加,从 2002 年的 35.7% 增加到 2006 年的 41.8%。这一降一升导致参保人员中在职职工与退休人员的比例逐渐缩小。2002 年参保的在职职工与退休人员之比为 1.80∶1,而 2006 年这一比例下降为 1.39∶1(见表 10-5)。按这种趋势发展下去将会给 W 市基本医疗保险的统筹基金带来巨大压力。

表 10-5　W 市基本医疗保险在职、退休人员历年参保人数及所占比例

年份	在职职工	退休人员	在职人员占总参保人数的百分比	退休人员占总参保人数的百分比
2002	459 074	255 090	64.3	35.7
2003	670 492	428 723	61.0	39.0
2004	777 907	528 221	59.6	40.4
2005	787 836	576 048	57.8	42.2
2006	856 097	615 254	58.2	41.8

资料来源:W 市医疗保险中心历年统计资料(内部资料)。

从各类参保单位的人员结构来看,机关参保人员中在职职工与退休人员之比最大,2006 年为 3∶1;事业单位为 2∶1;企业仅为 1.25∶1,是各类参保单位中比例最小的。而且企业的在职参保人数占企业总参保人数的比例逐年下降,从 2002 年的 61.5% 降到 2006 年的 55.6%;退休参保人数占总参保人数的百分比逐年上升,从 38.5% 增加到 44.4%。这是 W 市基本医疗保险在职参保人数与退休参保人数的比例较小的最主要原因。尽管 2006 年的参保单位中出现了其他单位这一新的类型,而且该类单位的主体是在职职工,但由于绝对数量较少,对 W 市参保人员的结构影响不大(见表 10-6)。

表 10-6　W 市基本医疗保险在职、退休人员历年参保人数及单位对照表

年份	企业		事业		机关		其他	
	在职	退休	在职	退休	在职	退休	在职	退休
2002	318 906	199 482	96 345	41 233	43 823	14 375	0	0
2003	521 579	367 703	105 103	46 358	43 810	14 662	0	0
2004	619 369	462 337	114 061	50 492	44 477	15 392	0	0
2005	625 248	508 054	117 992	52 319	44 596	15 675	0	0
2006	675 638	539 536	120 585	58 119	44 688	15 865	15 186	1 734

资料来源：W 市医疗保险中心历年统计资料（内部资料）。

参保人员中退休人员的比例越来越大，在职职工的比例越来越小，部分原因是因为 W 市基本医疗保险制度改革正处于经济体制改革和社会转型的时期。随着国有企业改革力度加大，部分国有企业破产和多数企业实行减员措施，使能够缴纳基本医疗保险费的在职职工减少，而退休人员反而增加，从而导致参保人群中在职职工与退休人员之比下降。

同时，也可能存在逆向选择的问题。从表 10-7 可以看出，参加基本医疗保险的在职职工的比例并不高。2002～2005 年参保人数中的在职职工占在岗职工总人数的比例仅为 34.5%、49.2%、57.0% 和 57.5%。大部分新兴民营企业职工总体年龄结构轻，身体健康状况相对较好。这些企业认为参保缴纳的医疗保险费总额会高于本单位发生的医疗费。为追求利润最大化，它们尽量降低经营成本，不愿意参保。2004 年 W 市的个体劳动者有 305 700 人，相当一部分人认为基本医疗保险是自愿参保，不带有强制性，他们参加医疗保险的主动性和积极性也不高。这样，低风险的部分在职职工、个体经营者没有参保，而高风险的退休人员却积极参保，这违背了实行基本医疗保险制度的初衷和原则，出现了逆向

选择的问题。逆向选择的结果是参保人员中在职职工与退休人员之比越来越小。

表 10-7　　W 市参加基本医疗保险人数与在岗职工人数的比较

	2002 年	2003 年	2004 年	2005 年
参保人数	714 164	1 099 215	1 306 128	1 363 884
其中：在职职工	459 074	670 492	777 907	787 836
退休人员	255 090	428 723	528 221	576 048
在岗职工人数	1 331 308	1 363 610	1 365 960	1 369 470

根据第三次国家卫生服务调查关于全国年龄别两周患病率和住院率的调查结果（见图 10-2 和图 10-3），从总体趋势上看，医疗服务的需求和利用随着年龄的增长而增长。因此，在其他条件不变的情况下，参保人员中退休人员比例的增大必将会加大基本医疗保险基金的支付压力。

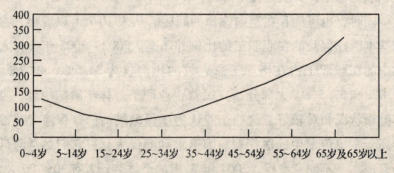

图 10-2　2003 年全国年龄别两周患病率(‰)

资料来源：卫生部统计信息中心编：《中国卫生服务调查研究：第三次
　　　国家卫生服务调查分析报告》，中国协和医科大学出版社
　　　2004 年，第 22 页，图 2-2-2。

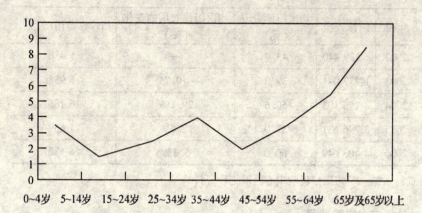

图 10-3 2003 年全国年龄别住院率(%)

资料来源：卫生部统计信息中心编：《中国卫生服务调查研究：第三次国家卫生服务调查分析报告》，中国协和医科大学出版社 2004 年，第 226 页，表 2-3-19。

三、医疗费用分析

(一)门诊费用

参保人员的门诊人次逐年上升，其中 2003 年的增长幅度最大，较上一年增加 1 437 601 人次，增幅达 424%。这与参保人数的变化相吻合。正因为 2003 年参保人数增长过快，这一年的均次门诊费用有小幅度(10.7%)下降。除此之外，均次门诊费用呈逐年上升的趋势。由于门诊人次和均次门诊费用的增长，门诊总费用也是逐年增长，2006 年比 2002 年增长 25 076 万元，增长约 17 倍(见表 10-8)。

表 10-8　　　　　W 市参保人员门诊费用及变化

年份	门诊人次	均次门诊费用（元）	均次门诊费用的变化（%）	门诊总费用（万元）
2002	339 440	43.9	—	1 456
2003	1 777 041	39.2	-10.7%	6 958
2004	3 196 103	50.6	29.1%	16 186
2005	3 796 631	57.0	12.6%	21 657
2006	4 403 649	60.0	5.3%	26 532

资料来源：W 市医疗保险中心内部统计资料。

（二）住院费用

住院费用与门诊费用的变化基本一致。由于参保人数的增加，住院人次和住院总费用逐年上升。与 2002 年相比，2006 年住院人次和住院总费用分别增长了 12.2 倍和 13.8 倍。均次住院费用除 2003 年下降 17.7% 外，也呈逐年增长的趋势。但 2004 年以后的增速逐渐变缓（见表 10-9）。

表 10-9　　　　　W 市参保人员住院费用及变化

年份	住院人次	均次住院费用（元）	均次住院费用的变化（%）	住院总费用（万元）
2002	13 990	4 806	—	6 724
2003	76 644	3 953	-17.7%	30 297
2004	116 386	4 933	24.8%	57 408
2005	147 282	5 289	7.2%	77 904
2006	184 429	5 392	2.2%	99 436

资料来源：根据 W 市医疗保险中心内部统计资料整理。

门诊费用与住院费用随参保人数的增加而增长的态势表明，

第十章 W市城镇职工基本医疗保险制度调查分析　237

医疗保险的覆盖范围是影响费用变化的一个重要变量①。

在住院费用中，参保人员均次自付费用所占比例变化不大，维持在40%左右。其中属于完全自付项目的费用最近几年有一定的波动，但下降的幅度略大于上涨的幅度；而按比例自付的费用则基本呈上升趋势（见表10-10）。在均次自付费用的权重变化不大的情况下，完全自付费用和按比例自付费用的相对变化状况表明，参保人员从基本医疗保险中受益的程度越来越大。或者说基本医疗保险的共济性越来越强。

表10-10　　W市参保人员住院费用中的自付费用及构成

年份	完全自付费用(元)	所占比例(%)	按比例自付费用(元)	所占比例(%)	均次自付总费用(元)	所占比例(%)
2002	769	16	1 074	22	1 843	38
2003	672	17	853	22	1 525	39
2004	501	10	1 463	30	1 964	40
2005	614	12	1 463	28	2 109	40

资料来源：根据W市医疗保险中心内部统计资料整理。

表10-11反映了住院费用支出随医疗机构的不同和时间的推移而发生变化的情况。我们从中可以发现以下几个趋势和特点：(1)从资金流向来看，无论是个人自费（包括完全自费和按比例自费）还是统筹基金支付的费用流入最多的是三级医疗机构，其次是专科医院，接着是二级医疗机构，流入最少的是一级医疗机构。(2)均次住院费用随着医疗机构级别的上升逐渐增加，专科医院的均次住院费用最高。(3)一级医疗机构的均次住院费用呈下降趋

---

① 理论层面的分析可参见第四章的相关内容。

势，而其他级别医疗机构的均次住院费用呈上升趋势。这样，费用最低的一级医疗机构和费用最高的专科医院之间的差距越拉越大，2002年两者相差3 063元，到2006年差距拉大到4 865元。

表10-11 W市基本医疗保险住院费用支出情况：按医疗机构级别划分

医疗机构级别	项目	2002年	2003年	2004年	2005年	2006年
一级医疗机构	个人自付（万元）	18	172	427	628	880
	个人自费（万元）	–	–	81	108	129
	统筹金支付（万元）	32	384	981	1 532	2 475
	次均费用（元）	2 203	1 800	2 307	2003	1 947
二级医疗机构	个人自付（万元）	227	898	1 489	1 612	2 036
	个人自费（万元）	–	–	471	651	656
	统筹金支付（万元）	409	1 367	3 160	3 476	5 000
	次均费用（元）	3 153	2 700	3 723	3 629	3 853
三级医疗机构	个人自付（万元）	2 160	8 638	9 637	14 891	19 187
	个人自费（万元）	–	–	3 238	5787	4 590
	统筹金支付（万元）	3 354	12 715	19 175	31 175	43 999
	次均费用（元）	5 129	3 900	5 050	5 578	5 761
专科医院	个人自付（万元）	174	1 982	5 476	4 895	5 631
	个人自费（万元）	–	–	2 042	2 495	1 761
	统筹金支付（万元）	350	4 141	11 229	10 908	14 070
	次均费用（元）	5 266	5 900	5 751	6 589	6 812

说　　明：个人自费指个人完全自付费用，个人自付指个人按比例自付的费用。
资料来源：根据W市医疗保险中心内部统计资料整理。

2002～2005年，参保人员人均医疗费用由115元增至730元，增长了5倍多，而同期W市的平均工资仅增长了61.9%（见表10-12），人均医疗费用的增长速度远远超过了平均工资。如果按这种态势发展下去，个人和统筹基金的支付压力都将增大。因此，控制医疗费用的快速增长势在必行。

表 10-12　W 市参保人员人均医疗费用与平均工资的年度变化

（单位：元）

	2002 年	2003 年	2004 年	2005 年
人均医疗费用	115	339	563	730
平均工资	10 039	11 719	13 818	16 255

资料来源：根据 W 市医疗保险中心内部统计资料整理。

四、基金收支分析

基本医疗保险基金由下列资金构成：一是用人单位缴纳的基本医疗保险费；二是职工缴纳的基本医疗保险费；三是基本医疗保险基金的利息[①]；四是基本医疗费的滞纳金；五是依法纳入基本医疗保险基金的其他资金。

2002～2005 年，W 市基本医疗保险基金的收入、支出和结余都出现了不同程度的增长，但相比较而言，基金支出的增长速度要快于收入和结余的增长速度。一方面，基金支出从 2002 年的 4 603 万元增至 2005 年的 10.3 亿元，增长了 21.5 倍，而同期基金收入和基金结余分别仅增长了 1.9 倍和 3.7 倍。另一方面，从每年的增长情况来看，基金支出的增长速度均快于基金收入和基金结余的增长速度（见表 10-13）。这就意味着，按这种态势发展下去，基本医疗保险基金早晚会出现亏空。形成这种状况的原因，前面已有分析，主要原因恐怕是人口老龄化和医疗费用的上涨。这是 W 市基本医疗保险制度持续和稳定发展需要面对和解决的问题。

---

① 基本医疗保险基金当年筹集的部分，按银行活期存款利率计息；上年结转的基金本息，按 3 个月期整存整取银行存款利率计息；基本医疗保险财政专户的积淀资金，比照 3 年期零存整取银行储蓄存款利率计息，并不得低于该档次利率水平。

表 10-13　　W 市基本医疗保险基金收支和结余情况　（单位：万元）

	2002年	较上年增长(%)	2003年	较上年增长(%)	2004年	较上年增长(%)	2005年	较上年增长(%)
收入	55 378	—	102 827	86	133 097	29	158 155	19
支出	4 406	—	34 714	654	75 321	117	103 430	37
结余	53 127		122 266	130	188 107	54	250 287	33

资料来源：根据 W 市医疗保险中心内部统计资料整理。

五、W 市基本医疗保险制度取得的成效

W 市基本医疗保险制度的实施基本实现了改革预期的目标。

第一，"低水平"原则基本达到。低水平是指基本医疗保险的水平要与 W 市现阶段的经济发展水平相适应。它主要包括两方面内容：(1)基本医疗保险的筹资水平根据财政和企业的实际承受能力合理确定。W 市的基本医疗保险筹资比例为"8%＋2%"，加上单位为退休人员的一次性缴费，按退休人员平均余命和在职职工负担退休人员平均比例折算，相当于缴费比例每年提高了 1% 左右，因此，总缴费比例为 11%。这比改革前的 1998 年全市职工医疗费支出占工资总额的比例低 8.29 个百分点。与上海、北京、天津、深圳、杭州基本医疗保险 11% 的缴费比例持平，比南京、广州、沈阳、青岛、大连、济南的 10% 高 1 个百分点。因此，从纵、横向的比较来看，W 市的缴费比例是适中的。(2)基本医疗保险只能提供基本医疗保障。W 市基本医疗保险支付的医疗服务范围通过药品、诊疗项目和医疗服务设施范围这三个目录作了比较明晰的界定，而且通过计算机系统进行较严格和规范的控制，解决了企业劳保医疗无支付范围可依，造成资源浪费及公费医疗虽有范围，但人为因素较大不能严格执行等问题。基本医疗保险统筹基金的起付标准、最高支付限额及统筹基金与参保人员分担比例

的确定，保证了统筹基金的"收支平衡，略有节余"。

第二，"广覆盖"初见成效。基本医疗保险参保率达到50%以上。无论是机关、事业单位、社会团体，还是国有、集体、民营或股份制企业的在职职工及退休人员都公平享受了基本医疗保险待遇。

第三，"多层次"的医疗保障体系初步建立。大额医疗保险覆盖了所有参加基本医疗保险的人群，市直和7个中心城区两级公务员医疗补助全部建立，企业补充医疗保险和社会医疗救助逐步扩大。补充医疗保险的建立，开辟了基本医疗保险基金之外的筹资渠道，在一定程度上缓解了基本医疗保险支付压力，提高了享受补充保险人员的医疗待遇。

第四，参保人员医疗待遇得到"基本保障"。从门诊医疗待遇来看，2004年，全市参保人员年人均个人账户金额为460元，其中在职职工为432元，退休人员为500元。而1998年全市被调查人员的年平均门诊医疗费为421元，其中在职职工为352元，退休人员为607元。70%的职工个人账户有结余，30%左右的退休人员个人账户有结余。同时，统筹基金将在门诊治疗恶性肿瘤、肾功能衰竭、肾移植术后抗排异、高血压三期伴并发症、糖尿病伴并发症、精神分裂症、肝炎肝硬化、系统性红斑狼疮、帕金森氏综合征、慢性再生障碍性贫血等疾病的医疗费纳入了支付范围，目前共有1.5万人享受待遇，平均医疗费支付比例达到70%。

从住院医疗待遇来看，2004年，参保人员基本医疗保险次均住院医疗费约为5 500元，统筹基金对参保人员的住院医疗费平均支付比例为65%，与成都、西安、南京等城市基本持平。在个人负担35%的医疗费中，统筹基金起付标准费用平均占到13.6%，个人按比例分担的医疗费用占14.4%，基本医疗保险支付范围外应由个人承担的医疗费用约8%①。

---

① W市医疗保险中心：W市医疗保险统计报表。

从就医的方便程度来看，W市共有基本医疗保险定点医疗机构135所，定点零售药店55家，参保人员可持社会保障卡到上述定点单位就医购药。而在医改前，企业劳保医疗对职工的就医首选是本单位职工医院或医疗所，因医疗技术或条件限制难以为职工提供医疗服务的，才能转往企业规定的其他医院治疗，而且转院治疗的医疗费用须由职工本人先垫付；市、区两级公费医疗只限定了一所医院作为职工的定点医院，只有在特殊情况下，经定点医院同意才能转往其他医院进行治疗。而在零售药店购药的费用，劳保、公费医疗均未纳入报销范围，导致职工即使是患小病也需要到医院排队挂号、缴费，耗费时间、精力，浪费有限的医疗资金。在这种就医模式下，医疗机构因为医疗服务对象基本固定，缺乏主动提高医疗技术和改善服务质量的动力。基本医疗保险通过大范围的确定定点单位，赋予参保人员充分的就医、购药选择权，不仅使职工可以方便、快捷地得到优质的医疗服务，同时由于竞争机制的引入，促进了医疗机构和医务人员提高医疗水平和服务质量，降低医疗服务价格。

第三节 问题与对策

一、W市基本医疗保险制度面临的问题

（一）制度设计的缺陷造成现行制度难以根本解决退休人员的医疗历史债务问题

在传统的公费医疗和劳保医疗模式下，退休人员的医疗保障由国家或企业承诺提供，并以职工在工作期间领取不含医疗费用的低工资为代价。从本质上讲，公费医疗和劳保医疗是一种现收

现付的医疗保障制度，它没有积累任何的医疗保险基金。国家或企业对退休人员做出的医疗保障承诺或欠下的医疗债务是以国有资产为担保，以国有企业的存在和收益为偿还前提的。

基本医疗保险制度建立后，医疗费用来自在职职工和用人单位共同缴纳的基本医疗保险费，并以个人账户和统筹基金的形式支付。这样，在两种制度的转轨过程中，退休人员的医疗历史债务问题就显现出来了。主要有三种情况：

第一，在基本医疗保险制度建立前，部分国有、集体企业已经实施改制或破产。这些企业没有为退休人员和年龄较大的在职职工预留或预留足够的医疗资金。这部分退休人员因为无基本医疗保险缴费主体，不能参保，导致其基本医疗无保障。

第二，部分困难企业因为停产、半停产或长期亏损，经营陷入困境，无力为其在职职工和退休人员办理基本医疗保险。据统计，2004年W市共有改制和困难企业退休人员44 343人，关闭破产企业退休人员46 344人未参加基本医疗保险①。按目前政策测算，所需参保资金5.31亿元。

第三，根据基本医疗保险的制度安排，一部分退休人员在旧制度下的医疗权益将由新制度下的在职职工逐年偿还，也就是说新制度继承了旧制度下产生的隐性债务，这将给新制度的基金收支平衡带来巨大风险。如前所述，由于基本医疗保险中在职职工与退休人员之比的下降，W市医疗保险统筹基金从2003年10月至2004年12月已连续出现收不抵支。为维持新制度的平稳运行，目前已开始将退休人员个人账户资金从用人单位缴费中划拨改为从退休人员一次性缴费中划拨，以此来增加统筹基金规模。静态

---

① W市医疗保险中心：《破产改制困难企业参加医疗保险情况统计》（内部资料）。

测算，W市退休人员一次性缴费可以维持8~10年左右。但是随着人口的老龄化，W市医疗保险将出现隐性债务难以兑现的危机。

(二)基本医疗保险供求矛盾突出

1. 基本医疗保险供给特征及主要问题分析

• 供给特征分析。现阶段W市基本医疗保险供给特征表现为：一是资源有限。受生产力发展水平和经济承受能力的制约，医保不可能采取较高的筹资水平，只能满足最基本的医疗需求；二是医疗保险起步晚，资金积累少，加上目前参保范围较窄，造成基金总体规模偏小；三是历史负担重，主要是新制度要部分承担退休人员的医疗历史欠账。

• 存在的主要问题。(1)经济效益好，医疗待遇水平高的单位不愿参保，降低了基本医疗保险统筹基金的调剂能力。目前，在W市的金融、电信、邮政、电力等行业单位、大部分新兴民营企业和90%以上的大专院校均未参加基本医疗保险，而这部分单位职工工资水平普遍高于社会平均工资，职工总体年龄结构轻，身体健康状况相对较好，是基本医疗保险的优质资源。我们测算，这部分单位如果参保，W市基本医疗保险人均缴费水平可提高10%左右。(2)用人单位瞒报、少报工资基数，缩小了统筹基金规模。保守估计用人单位瞒报少报工资基数的平均比例在5%左右，也就是说基本医疗保险基金在征缴环节流失了5%，按目前的征缴规模，一年就在2 000万元左右。(3)筹资渠道单一，大部分单位未建立补充医疗保险，参保人员医疗费用的支付压力集中到基本医疗保险上，80%的参保人员不能享受补充医疗保险待遇。

2. 基本医疗保险需求特征和现状分析

• 需求特征分析。一是需求的多元化，有不同医疗需求的参保对象对医保供给提出了不同要求；二是需求的无限性，参保对象总是希望在个人负担最小的情况下最大限度地满足自己的医疗消费需求，这决定了医疗消费是一个无限扩张的市场；三是需求的复杂性，主要是医疗消费的复杂性，这给医疗管理和监督带来很大难度。

• 现状和问题。(1)技术进步、供方诱导需求等原因造成参保人员医疗费用迅速上升。W市医保管理机构不得不将三级定点医疗机构住院结算定额标准从2002年的2 314元提升到2004年的3 100元，以缓解定点医疗机构超定额费用需要补偿的压力。(2)退休人员比重迅速上升，客观医疗需求巨大。据统计，W市退休人员占比已从启动时的25%上升到2004年年底的42.2%。国家规定，单位缴费的30%左右划入在职职工和退休人员个人账户，而W市目前仅划入退休人员个人账户的金额就占到了单位缴费的38%，在基本医疗保险统筹基金的支出中，用于退休人员的医疗费占到60%左右[1]。

3. 基本医疗保险供求矛盾的表现

• 基本医疗保险基金当期收不抵支。2004年，基本医疗保险统筹基金月度平均收入为2 835万元，月度平均支出3 360万元，月度平均赤字525万元。到2004年年度末，基本医疗保险统筹基金的滚存结余已下降到1 000万元[2]。统筹基金的现实收支压力致使适当提高参保人员待遇水平，完善医保政策的措施难以实施，客观上也给未参保单位造成基本医疗保险待遇较低的印象，影响了医疗保险覆盖面的扩大。

• 部分参保人员负担较重，对改革意见较大。一是部分大病、重病病人住院自付比例偏高；二是年老多病人员慢性病门诊治疗经济压力较大。个人账户金额难以支付其门诊治疗费用，影

---

[1][2] W市医疗保险中心：W市医疗保险统计报表。

响了其正常生活。

(三)体制改革滞后,影响了基本医疗保险的平稳运行

1. 医疗卫生体制改革滞后的影响。(1)现行的对医疗机构的补偿机制,使其有追求经济利益的内在要求。特别是政府对公立医院的补偿和投入逐年减少,使公立医院营利的冲动比较强烈。(2)基本医疗保险的管理部门对医疗机构缺乏有效的监督、制约和制裁的机制,导致医疗保险基金被人为透支。为了应对医保部门的监管,医疗机构可谓用心两苦,想尽办法占用医保资源。如诱导消费、提供过度服务、超标准收费、重复收费、自立收费项目、无医嘱收费、分解收费等。这些都直接导致医保基金支出的增加。

2. 药品生产流通体制改革滞后的影响。以药养医、药价虚高给基本医疗保险的平稳运行也带来了巨大冲击。据统计,W市住院医疗费中药品费用占到了50%左右[①]。同时,以药养医和药价虚高的局面也加重了参保人员的负担,有的个人账户一年的积累额全部用来吃药都不够。

(四)基本医疗保险政策和管理方面存在的问题

1. 基本医疗保险政策不断随社会压力被动调整。目前W市医保政策带有一定的临时性和应急性色彩。医保政策作出被动调整,政策的权威性降低以后,有关群体就认为医保规定是可以随便改变的,并反复向医保部门施加压力,迫使医保部门调高有关待遇规定,最终使政策变形。

2. 医疗保险管理机构和制度不健全。在W市乃至全国的医疗保险管理机构中,缺乏单独承担指定医疗保险服务规范和标准

---

① W市医疗保险中心:W市医疗保险统计报表。

的专门机构，而是分别由行政机关和经办机构代理，这不仅增加了行政部门和经办机构的工作负担，也容易造成医保协议纠纷、使医疗保险工作的公平性饱受社会非议；同时，对医疗过程中的许多违规行为缺乏处罚依据；对不参保行为更是缺乏强制手段。

3. 医保管理力量薄弱，经办业务被动。计算机系统是整个医保管理监控的主要手段。W市医保计算机系统虽然建设起点较高，但是由于缺少财政支持，投入不足，还无法对医疗费用情况进行实时监控。全市医疗保险经办机构的工作人员不足100人，专职的费用审核人员不足20人。面对一年上十万的住院人群，根本无力逐个审核，即使是按一定比例抽查，也有相当难度。因此，对医疗保险费用的支出和医疗行为的事中控制和事后控制都不足，为医疗机构与医保管理机构进行政策博弈提供了条件，不规范的医疗服务行为、超定额标准等问题普遍存在，医保各种规定和措施难以落实，结果是导致医疗保险基金不合理支出，参保人员负担加重，医保政策被迫调整，医保部门的权威性和可信任度下降。同时，一些医保新措施虽然出台了，但因为经办业务和计算机系统的制约难以落实，或是在实施过程中变了形。而且不断修改计算机系统的某些程序，可能会影响系统的整体结构和功能，加剧运行风险。

二、对策及建议

（一）加快医疗保险法规体系建设和医保政策的舆论宣传

国家应逐步将医疗保险的立法提上议事日程。首先，在调查研究的基础上，对现行的医疗保险制度改革构架进行科学评估和完善，对经过实践证明符合我国国情以及与社会经济发展相适应的医疗保险制度，要通过立法予以明确。其次，地方政府要在相关法律法规框架下逐步完善各项管理规定，制定与国家法律法规相配套的实施细则和标准，使医疗保险逐步成为一项规范化、制度化、稳定运行的社会保障制度。

劳动保障部门和医保经办机构要采取多种形式，如制作公益广告，在电视、广播或报刊开辟宣传窗口或专栏，印发言简意赅的宣传资料，举办咨询活动等形式，进行深入广泛的宣传，使医疗保险的原理、目的、参保办法与各项政策家喻户晓，加深人们对医疗保险的理解，争取广泛的社会支持，营造出良好的社会氛围。

(二)加强扩面征缴力度

医疗保险遵循大数法则，参保人数多，基金规模大，抗风险能力就强。政府应将医疗保险扩面作为一项长期的、经常性的重要工作来抓，并积极解决扩面工作中遇到的各种问题。对拒不参保的，要按照有关规定，对其采取必要的行政制裁，如实行参保缴费与工商部门办理营业执照和年检挂钩；加强部门协作，对有缴费能力而拒绝缴费或瞒报少报、欠缴医疗保险费的，各有关部门要运用法律、经济、行政等多种手段，强制缴费等。

(三)政府应加大投入，缓解医疗保险的转制债务

解决转制债务是政府不容推卸的责任。政府可以通过财政补偿、发行债券、国有资产划拨等方式加以解决。

(四)积极推进医疗卫生体制改革和药品生产流通体制改革

医保、医疗、医药作为医疗服务系统的组成部分，有着内在的、密不可分的联系。三者之间的互动和制约关系，决定了三项改革必须联动。没有医疗卫生体制和药品生产流通体制改革的配

合，没有对医疗服务供给的约束机制，医疗费用增长的势头就难以控制，医疗服务质量就难以提高，医疗保险制度改革也就很难顺利推进。

（五）通过多种方式维护医疗保险基金的收支平衡，解决医疗费个人负担偏重的问题

第一，引导参保人员树立费用节约意识。

第二，调整完善结算方式，建立医疗保险监督稽核机制，加强对医疗机构的费用管理和参保单位的缴费管理。

第三，完善社区卫生服务，推进基本医疗保障进社区。

第四，根据医疗保险基金的收支状况，适当提高基本医疗保险支付待遇。具体措施包括：适当降低参保人员住院统筹基金起付标准、自付比例；在国家确定的基本医疗保险药品目录的基础上，适当将本地常用、疗效较好、价格不高的药品纳入基本医疗保险用药范围；将需要长期在门诊治疗，费用较高的部分慢性病纳入到统筹基金支付范围。